高等职业学校"十四五"规划药学类及中医药类专业新形态一体化特色教材

（供药学、药物制剂技术、药品经营与管理等专业使用）

药学服务综合技能实训

主　编　方应权　李新莉　付　伟

副主编　周　勇　林中翔　杨浩然　石　磊

编　者　（按姓氏笔画排序）

方应权（重庆三峡医药高等专科学校）

石　磊（重庆医药高等专科学校）

付　伟（南阳医药高等专科学校）

李红霞（渭南职业技术学院）

李新莉（渭南职业技术学院）

杨浩然（重庆大学附属三峡医院）

林中翔（重庆三峡医药高等专科学校）

周　勇（重庆三峡医药高等专科学校）

姜　敏（重庆三峡医药高等专科学校）

华中科技大学出版社

中国·武汉

内 容 简 介

本教材是高等职业学校"十四五"规划药学类及中医药类专业新形态一体化特色教材。

本教材共有四个项目,内容包括处方及处方调配、常见疾病的用药指导、常见药学服务仪器的使用、临床常规检查报告单的解读。

本教材可供药学、药物制剂技术、药品经营与管理等专业使用。

图书在版编目(CIP)数据

药学服务综合技能实训/方应权,李新莉,付伟主编. —武汉:华中科技大学出版社,2022.12
ISBN 978-7-5680-9007-0

Ⅰ.①药⋯ Ⅱ.①方⋯ ②李⋯ ③付⋯ Ⅲ.①药物学-高等职业教育-教材 Ⅳ.①R9

中国版本图书馆 CIP 数据核字(2022)第 249115 号

药学服务综合技能实训 方应权 李新莉 付 伟 主编
Yaoxue Fuwu Zonghe Jineng Shixun

策划编辑:史燕丽
责任编辑:郭逸贤
封面设计:原色设计
责任校对:刘 竣
责任监印:周治超
出版发行:华中科技大学出版社(中国·武汉) 电话:(027)81321913
        武汉市东湖新技术开发区华工科技园 邮编:430223
录 排:华中科技大学惠友文印中心
印 刷:武汉开心印印刷有限公司
开 本:889mm×1194mm 1/16
印 张:10
字 数:304 千字
版 次:2022 年 12 月第 1 版第 1 次印刷
定 价:39.90 元

高等职业学校"十四五"规划药学类及中医药类专业新形态一体化特色教材编委会

主 任 委 员 胡　野　葛淑兰

副主任委员（按姓氏笔画排序）

　　刘　涛　铁岭卫生职业学院
　　陈地龙　重庆三峡医药高等专科学校
　　宣永华　滨州职业学院
　　姚腊初　益阳医学高等专科学校
　　秦立国　铁岭卫生职业学院

委　　　员（按姓氏笔画排序）

　　王　峰　辽宁医药职业学院
　　王文渊　永州职业技术学院
　　王志亮　枣庄科技职业学院
　　王德华　苏州卫生职业技术学院
　　兰小群　广东创新科技职业学院
　　刘修树　合肥职业技术学院
　　刘歆韵　铁岭卫生职业学院
　　李新莉　渭南职业技术学院
　　杨凤琼　广东岭南职业技术学院
　　杨家林　鄂州职业大学
　　张　勇　皖北卫生职业学院
　　陆艳琦　郑州铁路职业技术学院
　　孟彦波　邢台医学高等专科学校
　　封家福　乐山职业技术学院
　　赵立彦　铁岭卫生职业学院
　　钱士匀　海南医学院
　　徐　宁　安庆医药高等专科学校
　　赖菁华　陕西能源职业技术学院
　　谭　工　重庆三峡医药高等专科学校

网络增值服务

使用说明

欢迎使用华中科技大学出版社医学资源网 yixue.hustp.com

1 教师使用流程

（1）登录网址：**http://yixue.hustp.com** （注册时请选择教师用户）

注册 ＞ 登录 ＞ 完善个人信息 ＞ 等待审核

（2）审核通过后，您可以在网站使用以下功能：

下载教学资源　　　　建立课程　　　　管理学生　　　　布置作业　　查询学生学习记录等

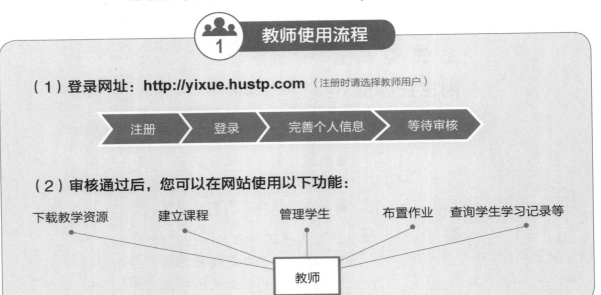

教师

2 学员使用流程

（建议学员在PC端完成注册、登录、完善个人信息的操作。）

（1）PC 端操作步骤

① 登录网址：http://yixue.hustp.com （注册时请选择普通用户）

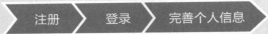

注册 ＞ 登录 ＞ 完善个人信息

② 查看课程资源：（如有学习码，请在个人中心-学习码验证中先验证，再进行操作）

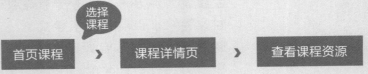

选择课程

首页课程 ＞ 课程详情页 ＞ 查看课程资源

（2）手机端扫码操作步骤

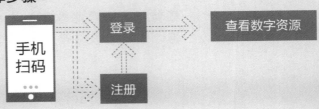

手机扫码　登录　查看数字资源　注册

前言

本教材是高等职业学校"十四五"规划药学类及中医药类专业新形态一体化特色教材,可供药学、药物制剂技术、药品经营与管理等专业使用。

本教材根据德国"双元"制职业教育人才培养模式,以校(院)合作,对接一线临床、药品零售企业,对药学专业多年来的教学经验进行总结,经企业和医院反复调研论证编写而成。本教材以提高学生全面素质为基础、以培养学生岗位能力作为教学的出发点和立足点,注重培养学生的专业意识和服务意识,培养学生爱岗敬业、团结协作、吃苦耐劳的品质,培养学生严谨、负责的工作态度和实事求是、一丝不苟的职业习惯,培养学生良好的沟通表达能力,提高其综合应用能力、实际操作能力及创新能力,为实现职业岗位的转换和全面能力的发展打下坚实的基础。

药学服务综合技能实训是药学及其相关专业的一门专业实训课,以临床疾病概要、药理学、药学服务技术、药品储存与养护、医药商品学等基本理论和基本技能为基础,以处方调剂、问病荐药、处方点评、药品养护等为目标,进行岗前培训的一门综合实训课程。本教材以岗位要求和工作需要为主线,按项目任务编写,内容包括处方及处方调配、常见疾病的用药指导、常见药学服务仪器的使用、临床常规检查报告单的解读。本教材编写分工如下:项目一由李新莉和李红霞编写;项目二由方应权、石磊、林中翔、周勇、姜敏、杨浩然编写;项目三、项目四由付伟编写。本教材对提高药学专业学生从事医院药房工作和社会零售药房工作能力大有裨益,有利于学生更好地胜任社会药房等岗位工作。全书特色鲜明,体例清晰,使用简单,易学易懂。

本教材在编写过程中,得到了各编者所在院校的大力支持与帮助,在此表示衷心的感谢!本教材虽经过反复核对,但难免有不当及疏漏之处,诚请广大读者指正,以便进一步修订。

编　者

目录

处方及处方调配

扫码
看 PPT

学习目标

1. **掌握** 处方的格式与内容;药品调配操作流程;处方审核的内容。
2. **熟悉** 处方的含义、分类与意义;处方点评结果的判定;处方保存的规定;处方调配差错的防范。
3. **了解** 用药指导的内容;不合理处方的干预;处方调配差错的处理。

案 例 引 导

患者,男,25 岁,由于感冒出现流鼻涕、轻微咳嗽、打喷嚏、咽喉痛,并伴有白色黏痰,疲乏。经检查被确诊为上呼吸道感染,医师开具处方如下:

R.

感冒灵颗粒	10 袋	Sig.	1 袋	tid.	po.
维 C 银翘片	1 袋	Sig.	2 片	tid.	po.
感冒清片	30 片	Sig.	3 片	tid.	po.

讨论:处方用药的合理性。

(提示维 C 银翘片、感冒灵颗粒、感冒清片中含有相同成分的化学药,所以可以从重复用药与处方书写方面进行分析)

处方点评:上述处方为不合理处方。维 C 银翘片、感冒灵颗粒、感冒清片中均含有对乙酰氨基酚、氯苯那敏,属于重复用药;药物的剂量与数量应用阿拉伯数字书写。

药品调剂工作是医院或社会药房药学服务的重要内容之一,也是医院或社会药房直接面对患者的重要工作之一。其服务水平及质量直接关系到患者的用药安全性,同时也影响患者对医院或社会药房的信任度及患者用药的依从性。因此,药师应根据医师处方,严格按照规章制度和技术操作规程,认真审核处方或者医嘱后进行调剂,发出药品时应告知患者用法用量及注意事项,指导患者合理用药,防范差错,保证患者的权益和用药安全。

任 务 一　处 方 概 述

一、处方的含义

处方俗称药方。《处方管理办法》中对处方的定义如下。处方是指由注册的执业医师和执业助理医师(以下简称医师)在诊疗活动中为患者开具的、由取得药学专业技术职务任职资格的药学专业技术人员(以下简称药师)审核、调配、核对,并作为患者用药凭证的医疗文书。

二、处方的分类

(一) 按性质不同分类

1. 法定处方　法定处方是指《中华人民共和国药典》(以下简称《中国药典》)和国家市场监督管理总局颁布标准中收载的处方,具有法律约束力。

2. 医师处方　医师处方是指医师为患者诊断、治疗和预防用药所开具的处方。

3. 协定处方　协定处方是指医院药剂科与临床医师根据医院日常医疗用药的需要,共同协商制订的处方。协定处方适用于大量配制和储备,便于控制药品的品种和质量,可以提高工作效率,减少患者取药等候时间。每个医院的协定处方仅限于在本单位使用。

4. 经方　经方是指《黄帝内经》《伤寒论》等经典著作中所记载的方剂,多数组方严谨,疗效确实,经长期临床实践沿用至今。

5. 时方　时方是指从清代至今出现的方剂。

6. 秘方　秘方又称禁方。医疗上有独特疗效、不轻易外传(多系祖传)的药方。

7. 单方、验方　单方是配伍比较简单而有良好药效的方剂,往往只有一、两味药,服用简便;验方是指民间积累的经验方,简单而有效。这类方剂,均为民间流传并对某些疾病有效的药方。

(二) 按用途和作用不同分类

1. 普通处方　处方印刷纸为白色,右上角标注"普通"。它适用于开具急诊、儿科用药、麻醉药品、精神药品以外的药品。

2. 急诊处方　处方印刷纸为淡黄色,右上角标注"急诊"。它适用于开具急诊用药。

3. 儿科处方　处方印刷纸为淡绿色,右上角标注"儿科"。它适用于开具儿科用药。

4. 麻醉药品和第一类精神药品处方　处方印刷纸为淡红色,右上角标注"麻、精一"。麻醉药品和第一类精神药品适用于该类处方。处方前记中还应当包括患者身份证编号、代办人姓名及其身份证编号。

5. 第二类精神药品处方　处方印刷纸为白色,右上角标注"精二"。第二类精神药品适用于该类处方。

三、处方的意义

(一) 法律意义

因开具处方或调配处方而造成的医疗差错或事故,医师和药师均应承担相应的法律责任。医师具有诊断权和开具处方权,但无调配处方权;药师具有审核、调配处方权,但无诊断和开具处方权。所以要求医师和药师在处方后签名,以示负责。

(二) 技术意义

开具或调配处方者必须由经过医药院校系统专业学习,并经国家职业资格认定的医药卫生技术人员担任。医师对患者做出明确诊断后,在安全、有效、合理、经济的原则下,开具医师处方。药学技术人员按医师处方上写明的药品名称、剂型、规格、数量、用法及用量进行调配,并将药品发给患者,同时进行用药指导,表现出开具或调配处方的技术性。

(三) 经济意义

处方是药品消耗及药品经济收入结账的凭据,是药剂科统计医疗药品消耗、预算采购药品的依据;也是患者在治疗疾病,包括门诊、急诊、住院全过程用药的真实凭证。

四、处方的格式

《处方管理办法》中规定,处方标准由卫生部(现为卫生健康委员会)统一规定,处方格式由省、自治区、直辖市卫生行政部门统一制定,处方由医疗机构按照规定的标准和格式印刷。

处方格式由以下三部分组成。

1. 前记 包括医疗、预防、保健机构全称,费别(支付与报销类别),患者姓名、性别、年龄,门诊或住院病历号、科别或病区和床位号,临床诊断,开具日期等,并可添列特殊要求的项目。

麻醉药品和第一类精神药品处方还应当包括患者身份证明编号、代办人姓名及其身份证明编号、住院患者的床位号等。

2. 正文 以 Rp. 或 R. 开头,意为"请取下列药品"。处方正文是处方开具者为患者开写的用药依据,是处方的核心部分。西药和中成药处方的正文内容包括药品名称、剂型、规格、数量、用法用量等;中药饮片处方包括药味名称、剂量、剂数、用法用量等;中成药处方包括药名、数量、剂型、规格、用法用量等。

3. 后记 包括医师签名或加盖专用签章,药品金额以及审核、调配、核对、发药的药学专业技术人员签名或加盖专用签章。

五、处方的管理制度

2007 年 5 月 1 日起施行的《处方管理办法》对处方的开具、审查、调剂、保管的相应机构和人员做出了具体的规定,进一步完善了我国的处方制度。

(一)处方权与调剂资格的规定

1. 处方权的规定 经注册的执业医师在执业地点取得相应的处方权。试用期人员开具处方,应当经所在医疗机构有处方权的执业医师审核、并签名或加盖专用签章后方有效。进修医师由接收进修的医疗机构对其胜任本专业工作的实际情况进行认定后授予相应的处方权。二级以上医院应当定期对医师、药师进行抗菌药(抗生素)临床应用知识和规范化管理的培训。医师经本机构培训并考核合格后,方可获得相应的处方权,副主任医师以上的可获得特殊使用级抗菌药处方权,主治医师可获得限制使用级抗菌药处方权,医师可获得非限制使用级抗菌药处方权。执业医师经考核合格后取得麻醉药品和第一类精神药品的处方权后,才能开具麻醉药品和第一类精神药品处方。

2. 调剂资格的规定 具有药师以上专业技术职务任职资格的人员负责处方审核、评估、核对、发药及安全用药指导;药士从事处方调配工作。药师经考核合格后取得麻醉药品和第一类精神药品调剂资格后才能调剂麻醉药品和第一类精神药品。

(二)处方书写的规定

(1)患者一般情况、临床诊断填写清晰、完整,并与病例记载一致。每张处方限于 1 名患者的用药。

(2)字迹清楚,不得涂改;如需涂改,医师应当在修改处签名并注明修改日期。

(3)患者年龄应当填写实足年龄,新生儿、婴幼儿写明日、月龄,必要时要注明体重。

(4)西药和中成药可以分别开具处方,也可以开具在一张处方上;中药饮片应单独开具处方。开具西药、中成药处方,每一种药品应另起一行,每张处方不得超过 5 种药品;而中药饮片处方一行可书写多种药味,每张处方也可超过 5 种中药饮片。

(5)西药处方的书写没有顺序要求,而中药饮片处方的书写有顺序要求,一般应按照"君、臣、佐、使"的顺序排列;调剂、煎煮的特殊要求注明在药品右上方,并加括号,如先煎、后下、包煎等;对饮片的产地、炮制有特殊要求的,应在药味名称之前写明,如川贝母、云黄连、炙甘草等。

(6)药品用法用量应按照药品说明书规定的常规用法用量使用,特殊情况需要超剂量使用时,应当注明原因并再次签名。

(7)除特殊情况外,应注明临床诊断。开具处方后的空白处应画一斜线以示处方完毕。

(8)处方医师的签名式样和专用签章应与院内药学部门留样备查的式样一致,不得任意改动,否则应重新登记留样备案。

（三） 药品名称、用法的规定

药品名称应当使用规范的中文名称,没有中文名称的可以使用规范的英文名称。医师开具处方应使用经药品监督管理部门批准并公布的药品通用名称、新活性化合物的专利药品名称和复方制剂药品名称。医疗机构或医师、药师不得自行编制药品缩写名称或使用代号。

药品用法可用规范的中文、英文、拉丁文或缩写体,不得使用"遵医嘱""自用"等含糊不清的字句。

（四） 药品剂量与数量的规定

药品数量用阿拉伯数字书写。药品剂量应当使用法定剂量单位,重量以克(g)、毫克(mg)、微克(μg)、纳克(ng)为单位;容量以升(L)、毫升(mL)为单位;中药饮片以克(g)为单位。

片剂、丸剂、胶囊剂、颗粒剂分别以片、丸、粒、袋为单位;溶液剂以支、瓶为单位;软膏及乳膏剂以支、盒为单位;注射剂以支、瓶为单位,应当注明含量(规格);中药以剂为单位。

（五） 处方限量的规定

处方开具当日有效,特殊情况下需延长有效期的,由开具处方的医师注明有效期限,但有效期最长不得超过 3 日。处方一般不得超过 7 日用量;急诊处方一般不得超过 3 日用量;对于某些慢性病、老年病或特殊情况,处方用量可适当延长,但医师应当注明理由。过期处方需要开方医师重新签字再予以调配。需反复多次调配的处方,需医师注明使用次数及使用日期。

（六） 特殊管理药品用量的规定

（1）门（急）诊患者麻醉药品、第一类精神药品注射剂每张处方为一次常用量;缓控释制剂每张处方不得超过 7 日常用量;其他剂型每张处方不得超过 3 日常用量。

（2）第二类精神药品每张处方一般不得超过 7 日常用量;对于某些特殊情况的患者,处方用量可以适当延长,但医师应当注明理由。

（3）医疗单位供应和调配的医疗用毒性药品须凭医师签名的正式处方。每张处方剂量不得超过 2 日极量。

（七） 电子处方的管理

医师利用计算机开具、传递普通处方时,应当同时打印出纸质处方,其格式与手写处方一致;打印的纸质处方经签名或加盖签章后有效。药师核发药品时,应当核对打印纸质处方,无误后发给药品,并将打印的纸质处方与计算机传递处方同时收储备查。

（八） 处方保存的规定

处方由调剂处方药品的医疗机构妥善保存。普通处方、急诊处方、儿科处方保存期限为 1 年;医疗用毒性药品、第二类精神药品处方保存期限为 2 年;麻醉药品和第一类精神药品处方保存期限为 3 年。处方保存期满后,经医疗、预防、保健机构或药品零售企业主管领导批准、登记备案,方可销毁。

六、处方常用缩写词

处方常用缩写词见表 1-1。

表 1-1　处方常用缩写词

外文缩写	中文含义	外文缩写	中文含义
Amp.	安瓿剂	NG	硝酸甘油
Ad.	加	OD.	右眼
ATP	三磷酸腺苷	OU.	双眼
Add.	加至	Ol.	左眼
am.	上午	Pil.	丸剂

续表

外文缩写	中文含义	外文缩写	中文含义
ac.	饭前	PR.	灌肠
aa.	各	PG-Na	青霉素钠
a. u. agit	用前振荡	pm.	下午
bid.	每日 2 次	pc.	饭后
CT.	皮试	po.	口服
cc.	立方厘米、毫升	qm.	每日早晨
cito.	急速	qn.	每晚
caps. 或 cap.	胶囊剂	qd.	每日 1 次
Deg.	吞服	qid.	每日 4 次
Dos.	剂量	qh.	每小时
Dec.	煎剂	q2h.	每 2 小时 1 次
Dil.	稀释	q6h.	每 6 小时 1 次
ds.	给予标记	qod.	隔日 1 次
ext.	外用	q2d.	每 2 日 1 次
GS	葡萄糖注射液	Rp. 或 R.	请取
Gran.	颗粒剂	Sig. 或 S.	用法
hs.	睡前	Sol.	溶液剂
I. h.	皮下注射	Syr.	糖浆剂
IU	国际单位	Stat. 或 st.	立即
Inj.	注射剂	Supp.	栓剂
id.	皮内注射	sos.	需要时
im.	肌内注射	Tab.	片剂
iv. gtt.	静脉滴注	tid.	每日 3 次
iv.	静脉注射	tr.	酊剂
Lent.	慢慢地	U	单位
Mist.	合剂	Ung.	软膏剂
NS	0.9% 盐水注射液	Vit.	维生素

知识拓展

服 药 时 间

1. 饭前:饭前 30~60 min。

2. 饭后:饭后 15~30 min。

3. 睡前:睡前 15~30 min。

4. 空腹:早上早餐前、餐前 1 h、餐后 2 h。

5. 1 日 3 次:1 日按 24 h 计,每 8 h 服药 1 次。这样血药浓度比较平稳,不至于忽高忽低。

任务二　处方调配

处方调配,指配方发药,是集专业性、技术性、管理性、法律性、事务性、经济性为一体的活动过程。药品调配人员应当能够既准确又快速的配方,确保患者用药的安全性、有效性、经济性、适宜性。

处方调配的基本流程包括审方、计价、调配、核对、发药和用药交代。

审方,是药师综合运用专业学科知识、药事法规等相关知识,对医师处方的有效性、合理性进行审核、判断、干预的过程,是保证患者用药安全、有效的重要措施,是处方调配工作的关键环节。审方人员应具备的资格:①取得药师及以上药学(中药学)专业技术职务任职资格;②具有 3 年及以上处方调配工作经验,接受过处方审核相应岗位的专业知识培训并考核合格。

计价,是计价人员按照处方中的药品逐一计算,得出每张处方的总金额,并填写在处方药价处的过程。根据计价结果进行收费。计价的准确度关系到医疗机构的信誉和患者的经济利益,因此计价人员必须执行物价管理规定,准确计价,不得任意估价,同时应掌握运算技能,以便快速准确地完成计价工作。

调配,俗称配方、抓药,是药师按照处方要求(药名/药味、剂型、规格、数量/剂量等)调配齐全并集于一处的操作过程,是处方调配工作中的主要环节。调配质量的好坏,直接关系到患者用药的安全与疗效。因此,调配人员要有高度的职业道德和责任感,可按照《处方管理办法》及相关规定晋升审方和调配人员。

核对,又称复核,是已调配好的处方在调配人员自查的基础上,由责任心强、业务水平高、经验丰富的药师(取得主管药师及以上专业技术职务任职资格的人员)再进行一次全面细致的核对,以确保调配处方的质量,避免用药差错的发生。核对人员资格:必须具有主管药师(中药师)及以上专业技术职称。

发药和用药交代,是处方调配工作的最后一个环节,是对调配装好的药品,发药人员应再次核对,无误后立即发给患者。同时,发药人员需熟练掌握药品的用法及相关知识,根据不同患者的药品做好用药交代,指导患者用药。

模块一　西药调配

西药调配工作流程如下。

审方 → 计价 → 处方调配 → 核对检查 → 发药和用药交代

一、审核处方

审核处方(简称审方)包括合法性审核、规范性审核、适宜性审核。

（一）合法性审核

(1) 处方开具人是否根据《中华人民共和国执业医师法》取得医师资格,并执业注册。

(2) 处方开具时,处方医师是否根据《处方管理办法》在执业地点取得处方权。

(3) 麻醉药品、第一类精神药品、医疗用毒性药品、放射性药品、抗感染药物等药品处方,是否由有相应处方权的医师开具。

（二）规范性审核

(1) 处方是否符合规定的标准和格式,处方医师签名或加盖专用签章是否与备案式样一致,电子处方是否有处方医师的电子签名。

(2) 处方前记、正文、后记是否符合《处方管理办法》等有关规定,文字是否正确、清晰、完整。

（3）条目是否规范，参见本项目"任务一 处方概述"项下"处方的管理制度"相关内容，要求处方书写（科别、姓名、性别、年龄、病历号、日期、医师签名等）全部合格。

（三）适宜性审核

药师应当对处方用药适宜性进行审核。具体内容如下。

（1）处方用药与临床诊断是否相符。药师应审查处方用药与临床诊断的适宜性，以此来加强对合理用药的监控。要求药师具备较强的专业知识和处方分析能力。常见以下几种情况。

①有禁忌证用药：为了防止患者服药后出现严重的不良反应甚至中毒，绝对禁止使用有禁忌证的药品。出现此类情况主要是因为忽略了药品说明书的提示，或忽略了病情和患者的基础疾病。例如，吗啡有抑制呼吸中枢的作用，所以支气管哮喘及肺源性心脏病患者禁用。

②不合理联合用药：此类情况主要体现在以下几方面：无明确指征联合用药；单一抗生素已经能控制的感染而应用2～3种抗生素；盲目应用辅助治疗药；重复用药。

③无适应证用药：开具的药品的适应证与患者的临床诊断的疾病不相符。例如，普通感冒开具抗生素。

④超适应证用药：患者临床诊断的疾病超过了所开具药品规定的适应证范围。例如，纳洛酮用于脑卒中引起的昏迷，虽然有文献报道有效，但并没有纳入纳洛酮法定的适应证中。如果对脑卒中昏迷者开具纳洛酮就属于超适应证用药，是不适宜的。

超适应证用药又称超说明书用药、药品说明书外用法、药品未注册用法，是指药品使用的适应证、剂量、疗程、途径或人群等未在药品监督管理部门批准的药品说明书记载范围内的用法。需注意以下几点：a.超说明书用药的目的只能是为了患者的利益。在临床诊疗过程中，当确无其他合理的可替代药物时，为了患者的利益，可以选择超说明书用药。b.权衡利弊，保障患者利益最大化。超说明书用药时，必须充分考虑药物的不良反应、禁忌证、注意事项等，权衡患者获得的利益和可能带来的风险，保证该药物治疗方案是最佳方案。c.超说明书用药必须有充分的文献报道、循证医学研究结果等证据支持。

⑤过度治疗用药：轻症用药，疗程过长、剂量过大等都属于过度治疗用药。主要体现在滥用抗生素、糖皮质激素、辅助治疗药等。

（2）处方医师是否对规定必须做皮试的药品注明了过敏试验及结果的判定。有些药品（青霉素类）易引起过敏反应，甚至出现过敏性休克。在明确皮试结果为阴性时，才能开具该药处方和调配药品，对尚未进行皮试者、结果阳性或结果未明确者拒绝调配药品。

（3）处方剂量、用法是否正确，单次处方总量是否符合规定。药品的用法、剂量应遵守《中华人民共和国药典临床用药须知》各卷的规定或按照药品说明书使用。除此之外，药师还应注意单位时间内进入人体内的药量，特别是静脉注射或静脉滴注的速度。

（4）选用剂型与给药途径是否相适宜。剂型与疗效密切相关。由于制备工艺及配方组成不同，同一药物的不同剂型，其生物利用度、作用快慢、疗效强弱及不良反应都可能不同。根据患者年龄、性别选择合适的剂型和给药途径，例如，静脉滴注适用于重症疾病，新生儿患者不宜肌内、皮下注射和直肠给药；吲哚美辛胶囊剂用于抗炎镇痛的剂量显著低于其片剂，不良反应更少。

（5）是否有重复给药的情况，包括西药与中成药。造成重复给药的原因主要是中成药中含有相同的化学药成分。在我国批准注册的中成药有部分是中西药复方制剂。医师、药师及患者都必须清楚，这类制剂不能仅作为一般的中成药使用。伴随中成药、化学药联合应用及复方制剂的出现，累加用药、重叠用药或过量用药越来越多见。所以当中成药与化学药联合应用时，须弄清成分，避免因重复给药而出现严重不良反应。

常用含有化学药成分的中成药品种见表1-2。

表 1-2　常用含有化学药成分的中成药品种

中成药	内含主要的化学药成分	重复用药可能发生的不良反应
咳喘膏	异丙嗪	嗜睡、眩晕、低血压、视物模糊、口鼻咽喉干燥、反应迟钝、白细胞减少
珍菊降压片	可乐定、氢氯噻嗪	多尿、血压过低、失眠、头痛、低血钾
安嗽糖浆	麻黄碱、氯化铵	排尿困难、焦虑、头痛、心悸、恶习、失眠、不安、震颤、发热、血压升高
强力感冒片	对乙酰氨基酚	出血、急性肾衰竭、贫血
咳特灵片(胶囊)、鼻炎康片、苍鹅鼻炎片	氯苯那敏	嗜睡、疲劳、口干、少尿、贫血、肾绞痛、胃痛、多汗、膀胱颈梗阻
抗感毒片	对乙酰氨基酚	出血、急性肾衰竭、贫血
金羚感冒片	阿司匹林、氯苯那敏	虚脱、出血、血小板减少、嗜睡、胃溃疡
菊蓝抗流感片	阿司匹林	失眠、出血、血小板减少、胃溃疡
喘息定片	去氯羟嗪	嗜睡、疲劳、口干、少尿、贫血、肾绞痛、胃痛、多汗、膀胱颈梗阻、失眠、激动、视物模糊、便秘
感冒清片	对乙酰氨基酚、吗啉胍、氯苯那敏	出血、急性肾衰竭、贫血、多汗、食欲不振、嗜睡
脉君安片	氢氯噻嗪	多尿、低血钾、血糖升高、血压过低
维 C 银翘片	对乙酰氨基酚、氯苯那敏、维生素 C	出血、急性肾衰竭、嗜睡、疲劳、口干、少尿、贫血、多汗、膀胱颈梗阻
新癀片	吲哚美辛	恶心、呕吐、消化不良、厌食、出血、头痛、腹泻、皮疹、粒细胞减少、血小板减少、晕厥、肝损伤
溃疡宁片	阿托品、氢氯噻嗪、普鲁卡因	口干、血压过低
谷海生片	呋喃唑酮	恶心、呕吐、过敏反应、头痛、体位性低血压、低血糖反应
痢特敏片	甲氧苄啶	皮疹、瘙痒、贫血、白细胞减少
感冒灵胶囊(颗粒)	对乙酰氨基酚、氯苯那敏、咖啡因	出血、急性肾衰竭、肾绞痛、嗜睡、疲劳、口干、少尿、贫血、胃痛、多汗、膀胱颈梗阻、焦虑、兴奋、失眠、头痛
消渴丸	格列本脲	低血糖反应(严重者死亡)、恶心、呕吐、腹泻、食欲不振、皮疹
清咳散	溴己新	胃肠刺激、肝功能异常
胃泰康胶囊	氢氧化铝、三硅酸镁、罗通定	便秘
复方小儿退烧栓	对乙酰氨基酚	虚脱、出血、恶心、多汗、胃痉挛

（6）是否存在配伍禁忌。处方中不得出现药物不良相互作用、配伍禁忌的情形，以免对患者健康造成伤害。因此应权衡利弊，避免盲目合用。此外，中成药、化学药同服也可能会发生配伍禁忌。化学药与常用中成药可能发生配伍禁忌的举例见表 1-3。

表 1-3　化学药与常用中成药可能发生配伍禁忌的举例

化学药	中成药	中成药有效成分(作用)
吗啡、哌替啶、可待因	蛇胆川贝液	苦杏仁苷(抑制呼吸)

续表

化学药	中成药	中成药有效成分（作用）
利血平、帕吉林	止咳定喘膏、麻杏石甘片、防风通圣丸	麻黄碱（动脉收缩）
氢氧化铝	丹参片	丹参酮、丹参酚（与铝相互络合）
地高辛	麻杏止咳片、消咳宁片、通宣理肺丸	麻黄碱（心脏兴奋）
苯巴比妥、氯苯那敏	人参酒、舒筋活络酒	加强中枢神经系统抑制作用
阿托品、咖啡因、氨茶碱	小活络丹、香连片、贝母枇杷糖浆	乌头、黄连、贝母等生物碱成分（增加毒性）
乳酶生	黄连上清丸	黄连（抑制乳酶生的活性）
甲氧氯普胺	舒肝丸	芍药（解痉作用）
碳酸氢钠、（复方）氢氧化铝、氨茶碱等碱性药物	山楂丸、乌梅丸、保和丸、五味子丸	酸性成分（与碱性药物发生中和反应）

（7）是否有用药禁忌：婴幼儿、儿童、老年人、孕妇及哺乳期妇女、器官功能不全患者等特殊人群是否有禁忌使用的药物，患者是否有食物及药物过敏史。

（8）溶媒的选择、用法、用量是否适宜，静脉注射药品的给药速度是否适宜。

（9）是否存在其他用药不适宜情况。

（四）审核结果

（1）经审核判定为合理处方，方可进行调配。

（2）处方经审核后，认为存在用药安全问题时，应告知处方医师，请其确认或重新开具处方，并记录在处方调剂问题专用记录表上，经办药学专业技术人员应当签名，同时注明时间。医师不同意修改时，药师应当做好记录并纳入处方点评。

（3）发现有严重不合理处方如药品滥用和用药失误，应拒绝调配，并及时告知处方医师，但不得擅自更改或者配发代用药品。药师无权更换药品，不得自行修改处方。对于发生严重药品滥用和用药失误的处方，药师应当按有关规定报告。

二、计价

药品计价应注意以下几点：

（1）经审方合格后方能计价。

（2）计价方法是将每种药的数量乘以其单价得出每种药的价格，再将全方每种药的价格相加得出总价，即得每张处方的总价。

（3）计价完毕，药价填入处方后记规定的栏目后，计价人员必须签字或加盖签章，以示负责。

三、处方调配

（1）接到计价收款后的处方，仔细审核无误后方可调配。

（2）仔细阅读处方，按照药品的顺序逐一调配，做到药名、剂型、规格、数量准确无误，尤其注意同一药品多种规格、外观相似、名称相近且有多种剂型的情况。例如，阿司匹林有"25 mg、40 mg、100 mg、300 mg"四种规格的肠溶衣片；硝苯地平有"普通片剂每片 25 mg、控释片每片 20 mg、胶囊剂每粒 5 mg、喷雾剂每瓶 100 mg 等"多种规格与剂型。

（3）对麻醉药品、第一类精神药品试行"五专"管理，即专人保管、专柜加锁、专账登记、专册记录、专用处方，应分别登记账卡。

（4）调配药品时应首先检查药品的批准文号，并注意药品的有效期，以确保使用安全。取同一种药品时要取同一批号的药品,用完一个批号的药品后再用另一批号的药品。

（5）药品调配齐全后,与处方逐一核对药名、剂型、规格、数量,对药名相近,甚至相似而药理作用不同的药品,应问清患者病情是否与所用药品对应。

（6）调配时要逐张调配,调配好一张处方的所有药品后再调配下一张处方,不得同时调配多张处方,以免发生差错。

（7）拆零药品必须注明品名、规格、有效期、用法用量。

（8）调配完毕必须自行查对一遍,与处方逐一核对药名、剂型、规格、数量等,并在处方调配人处签字或盖章。

四、核对检查

药师应当严格按照"四查十对"的要求执行核对工作:查处方,对科别、姓名、年龄;查药品,对药名、剂型、规格、数量;查配伍禁忌,对药品性状、用法与用量;查用药合理性,对临床诊断。

处方药品调配完成后由另一名药师核对检查,内容如下。

（1）再次全面认真地审查处方的内容。

（2）逐项核对处方与调配药品的药名、规格、剂型、数量是否一致。

（3）逐项检查药品的外观质量是否合格,包括形状、色泽、气味、澄明度;是否在有效期内,是否为同一批号的药品。

（4）核对无误后核对人员在处方后记签字或加盖签章。

五、发药和用药交代

发药是在患者用药前重要的药学服务之一,是处方调配工作的最后环节,也是确保患者用药安全、有效的重要环节。发药前要先核对患者的身份,内容如下。

（1）在药袋或者标签上注明患者的姓名及药品的用法、用量、服用时间、服药间隔。

（2）呼唤并核对患者姓名,警惕重名现象,必要时问患者就诊科室以确认患者身份。

（3）逐一核对药品与处方的相符性,检查药品的药名、剂型、规格、剂量、数量。

（4）发现处方调配有错误时,应将处方和药品退回调配处方处,并及时改正。

（5）发药时要面带微笑,向患者认真交代每种药品的使用方法和特殊注意事项,进行用药指导。同一种药品有 2 盒以上时,需要特别交代,以免发生重复用药;瓶内有"干燥剂"时要向患者说明,以免误服。

（6）发药时应注意尊重患者隐私。

（7）如患者有问题咨询,应尽量回答,时间允许的情况下,药师可向患者解释预期药品产生药效的时间及药效维持的时间、遗漏用药的补救处理、常见不良反应及应对措施、与同时使用的非处方药品或食物的相互作用,以及提出生活方式建议。对较复杂的问题可建议其到用药咨询窗口咨询。

（8）价格昂贵的药品应向患者强调,以免破损。注射剂应单独包装,并特别叮嘱"请拿好"。

（9）调配数量及处方再调剂的提醒,以强调服药顺从性。"必要时"使用的药品应交代每日用量极量。

（10）特殊储存要求的药品(特别是生物制品),如胰岛素制剂需 2～8 ℃冷藏,应告知患者存放在冰箱的冷藏室;含有镇静催眠或抗组胺成分的药品要提醒患者不可驾驶汽车或进行高空作业;特殊服用方法的药品应特别嘱咐患者服药次数、用法、用量;婴幼儿、儿童、老年人等要注意剂量的折算。

（11）发药完毕后,向患者交代"您的药齐了"。发药药师应在处方后记签字或加盖签章。

实例分析

处方实例一:

患者,男,68 岁,临床诊断:冠心病、高脂血症、慢性支气管炎、脑供血不足。

R.

| 螺内酯片 | 20 mg | 1qd. po. |
| 地高辛片 | 0.125 mg | 1qd. po. |

处方点评：螺内酯用于高血压合并心功能不全，与临床诊断不符；地高辛用于心功能不全、心律失常，与临床诊断不符，属于无适应证用药。

模块二 中药调配

中药调配，是指调配人员以中医药理论为基础，根据医师处方或患者需求，按照配方流程和原则，及时、准确地将中药饮片或中成药调配给患者使用的过程，是一项负有法律责任的专业操作技术。

根据所调配中药的性质不同，中药调配可分为中药饮片调配和中成药调配。

中药饮片调配

中药饮片调配，是调配人员根据医师处方要求，将加工合格的不同中药饮片调配成可供患者内服或外用汤剂的过程。

中药饮片调配工作流程如下。

审方 → 计价 → 调配 → 核对检查 → 发药和用药交代

一、中药饮片处方的特点

中药饮片处方和西药处方有许多不同的特点，主要表现在以下几个方面。

1. 组方原则 中药饮片处方是在中医辨证论治的理论基础上，根据药物的性能和相互关系配伍而成。中药饮片处方一般是按"君、臣、佐、使"组方原则组成，所以一张中药饮片处方多有几种至几十种药物，单味药方少见。

知识拓展

"君、臣、佐、使"的含义

1. 君药：对主病或主症有主要治疗作用的药物；药力居方中之首。

2. 臣药：辅助君药，即加强治疗主病或主症的药物；对兼病或兼症有主要治疗作用的药物。

3. 佐药：佐助药，即协助君、臣药以加强治疗作用；或直接治疗次要证候的药物。佐制药，即消除或减缓君、臣药的毒性与烈性的药物。反佐药，与君药性味相反但又能在治疗中起相辅相成作用的药物。

4. 使药：引经药，可引方中诸药直达病所；调和药，使性味归经不同的药物能够协同作用，具有调和诸药作用的药物。

2. 并开药物 并开是指医师书写处方时为求简略，常将两味或两味以上药合在一起开写，如二冬（天冬、麦冬）、焦三仙（焦神曲、焦山楂、焦麦芽）等。如果在并开药名的后面标注有"各"字，表示每味药均按处方量称取，例如：青陈皮各 6 g，即青皮 6 g、陈皮 6 g。如果在并开药名后未标注"各"字，或并开药名后标注"合"字，则表示每味药称取处方量的平均分量，例如：乳没药 6 g 或乳没药合 6 g，即乳香、没药各称取 3 g。

3. 处方脚注 脚注是医师在处方药名右上方所写的加有括号的小字，是对该药味提出的特殊煎煮要求和用法，用来提示调配人员对该饮片应采取的相应的处理方法。脚注的内容有对煎服的要求，如薄荷（后下）、人参（另煎）等，配方时这些药物要单独另包。脚注的内容还有加工方法的说明，如杏仁（冲碎）等。

知识拓展

特殊煎煮要求

1. 先煎

(1) 矿物类、介壳类、动物的角、骨、甲类药物及质地坚硬、有效成分不易煎出的药物,应事先捣碎,加水先单独煎 15～30 min,再加入其他药物一同煎煮。

(2) 某些有毒药物需先煎 1～2 h,以降低或消除其毒性,如乌头、附子等。

(3) 某些药物只有先煎、久煎才有效,如天竺黄、藏青果、火麻仁。

2. 后下 一些气味芳香、含挥发性成分多的药物及所含有效成分对热不稳定的药物宜后下,可以减少挥发油的损耗,防止有效成分被分解破坏。后下药一般在其他药物煎好前 5～10 min 放入同煎即可。

3. 包煎 包煎药须装入包煎袋中,再与其他药物同煎。包煎袋的材质应符合药用要求(对人体无害)并有滤过功能,常用白色纱布。注意包煎袋应尽量松些,以防药物膨胀而空间不足导致无法吸收更多的水分而煎熬不透。

4. 另煎 将需另煎的药物单独煎煮 1～2 h,取汁后,将其残渣与其他群药合煎,然后将单独煎煮的药液与群药药液混匀分服,从而可充分煎出其有效成分并减少有效成分被其他药渣吸附而引起的损失,如人参、西洋参等。质地坚硬的贵重药材,则应另煎 2～3 h,如水牛角、羚羊角等。

5. 烊化 将该类药物置于已煎好的群药煎液中,微火加热,并不断搅拌,溶化后服用;也可将其加少量水加热煮化或者隔水炖化后,再兑入群药煎液同服。如一些胶类、蜜膏类或黏性易溶的药物。

6. 煎汤代水 将该类药物先用水煎煮 15～25 min,过滤去渣,取其煎液作为溶媒再煎煮其他药物。如丝瓜络、灶心土、金钱草、糯稻根等体积庞大吸水量较大的药物。

7. 冲服 用温开水或群药煎液将贵重中药的细粉及易溶于水的无机盐类、矿物质类或树脂类药物冲化服用。

8. 兑服 将液体类药物直接兑入群药煎液中,混匀同服,如胆汁、竹沥、蜂蜜、梨汁、鲜生地黄汁等。

二、中药饮片处方的调配

1. 审方 接收处方是药师接触患者的第一个环节,态度应和蔼,面带微笑地按顺序从患者手中接收处方或用计算机接收电子处方。中药饮片处方格式、内容与西药处方大致相同,但中药饮片处方正文内容一般较多,内容更加复杂。各医师用药习惯不同,用药剂量也有差异,调配人员要依靠所掌握的中药学知识和经验去判断正确与否,故审方工作应由中医药理论和实践技能较丰富的中药师担任。审方内容如下。

(1) 查看患者姓名、性别、年龄、处方日期、医师签字等填写是否完整且正确,项目不全则不予调配。

(2) 审查处方药名、剂量、剂数、煎法(先煎、后下)等书写是否规范,如有疑问,应立即与医师联系,更改之处需要医师再次签字并注明更改日期。

(3) 处方中有无配伍禁忌和妊娠禁忌,如有不予调配;确属病情需要时,经医师再次签名后方可调配。

(4) 用量是否正确,尤其注意儿童及老年人的剂量,如因病情需要超过常用量时,医师应注明原因并再次签名后方可调配。

(5) 有无短缺品种的中药,若有,则请医师更换他药,药师不得擅自替换。

2. 计价 药品计价应注意以下几点。

(1) 经审方合格后方能计价。

（2）计价方法：将每味药的剂量乘以其单价得出每味药的价格，再将全方相加得出总价，四舍五入后乘以剂数，即得每张处方的总价。

（3）代煎药可以加收煎药费。

（4）计价完毕，药价填入处方后记规定的栏目后，计价人员必须签字或加盖签章，以示负责。

3. 调配　调配前再次审查用药禁忌及毒性药剂量，确定无误后方可进行调配。调配处方时的注意事项如下。

（1）根据药物不同体积或重量选用合适的戥秤，一般用克戥；称取贵重或毒性药时，克以下要用毫克戥。称量前须校戥，检查戥秤的准确度，保证称取正确。

（2）调配时，应按处方药名先后顺序依次称取，不得哪味药近就先称哪味药，以免发生遗漏。

（3）一方多剂时用递减分戥法称量，可一次称取多剂单味药的总量，然后等量递减，逐剂复戥，不准许估量分剂。

（4）坚硬或大块的矿石、果实、种子、动物骨及胶类药，调配时应捣碎方可入药。

（5）不得将变质、发霉、虫蛀等药品调配入药。

（6）先煎、后下、包煎、另煎、烊化、冲服等特殊煎煮要求的药味必须另包并注明。

（7）配方完毕，配方者自查无误后，根据处方内容填写中药包装袋，并在处方后记签字或加盖签章，交付核对人员进行复核。

4. 核对检查

（1）复核药品与处方所开药味和剂数是否相符，有无错味、漏味、多味等现象。

（2）处方中有无配伍禁忌"十八反""十九畏"和妊娠禁忌，毒性药、麻醉药是否超剂量。

（3）饮片有无虫蛀、霉变、泛油、潮解等变异现象。

（4）是否将先煎、后下、包煎、另煎、烊化、冲服等特殊煎煮要求的药味另包及注明。

（5）抽查剂量准确程度，要求每剂重量差异不超过±5%，贵重药和毒性药不超过±1%。

（6）核对无误后签字或加盖签章，然后在药袋上写明患者姓名；需特殊处理的药味，在其单包药袋上写明处理方法，然后按剂装袋，装好后整理码齐，以备发药。

5. 发药和用药交代　发药是调配工作的最后一个环节，将调配好的药剂包扎好或装入专用袋，发药人员在核对姓名、剂数后发给患者，并对患者说明煎法、服法、饮食禁忌等，以保证患者用药安全、有效。发药过程中应注意以下几点。

（1）核对患者姓名。

（2）详细说明用法、用量及用药疗程；对特殊煎煮的方法如先煎、后下、另煎、包煎等需向患者特别说明。

（3）耐心解答患者有关用药的各种疑问。

（4）发药完成后发药人员在处方后记签字或加盖签章。

知识拓展

中药的用法

1. 服药温度

为了使药物发挥更好的疗效，需根据病情、药性的特点来选择汤剂的服药温度。

（1）温服：温而不凉时服用。凡平和补益药均宜温服，特别是有胃肠刺激的药物，如温服瓜蒌仁、乳香等可减轻对胃肠道的刺激，能和胃益脾。

（2）热服：趁热服用。寒证、急证用药宜热服；真热假寒证宜寒药热服；解表药须热服，并在服后加喝热稀饭、热水或温覆取汗，以助药力。

（3）冷服：冷却后服用。热证宜寒药冷服；真寒假热证宜热药冷服；解毒药、止吐药、清热药均宜冷服；热服易致呕吐的中药宜冷服，如香薷。

2. 服药剂量

(1)成人服用量:一般每次 200～300 mL,每日 2 次。

(2)儿童服用量:一般每次 50～150 mL,每日 2 次。婴儿酌减。

注意:小儿服药,应以少量多次为原则,浓缩汤液,忌急速灌服,以防呛咳;病情危重者服药应遵医嘱。

3. 服药期间的饮食禁忌

为了使药物达到良好的治疗效果,患者在服药期间不能同时进服某些食物,称为"服药禁忌",即俗称"忌口"。一般来说,服药时应忌口不易消化的、能够增加患者消化负担的食物,如豆类、肉类、生冷食物。

具体来说,服清热药时忌酒、鱼、肉及辛辣等助生热类食物;服解表透疹药时忌生冷、酸味的食物;服温中祛寒药时忌生冷助寒类的食物;服健脾消食药时忌油腻、不易消化的食物;服镇静安神药时忌辛辣、酒、浓茶等刺激和兴奋性的食物;服解毒、收敛药时忌"发物",如姜、椒、酒、鲤鱼等类食物;服用滋补药时忌饮茶。

实 例 分 析

处方实例二:

患者,男,46 岁,临床诊断:胃阴虚。

R.

| 山药 12 g | 熟地黄 12 g | 罂粟壳 12 g | 丁香 9 g |
| 玄参 9 g | 郁金 9 g | 二术 24 g | 麦冬 12 g |

用法:每日 1 剂,水煎 400 mL,分早晚两次饭后温服。

处方点评:上述处方为不合理处方。丁香与郁金同用属于配伍禁忌;二术属苍术与白术的并开药名,二者剂量各 12 g;罂粟壳 12 g,属于超剂量用药。

中成药调配

中成药调配,是调配人员根据医师处方调配各种中成药,或根据患者的轻微病症来指导患者购买中成药非处方药的过程。调配人员应按照标准操作流程调配处方药品,严格执行"四查十对",认真审核处方,准确调配药品,正确粘贴标签,向患者交付药品时,按照药品说明书或处方用法用量,进行用药指导。

中成药调配工作流程如下。

审方 → 调配 → 核对 → 发药和用药交代

1. 审方 审方是药师综合运用中医学基础、中药学、中成药与方剂、中药制剂技术与药事管理与法规,对医师处方、医嘱的有效性、合理性进行审核,判断和干预的过程。审查内容如下。

(1)审查中成药处方的药名、剂型、剂量和用法。药师应仔细阅读药名,判断药名书写是否规范、正确,是否与临床诊断相符。仔细阅读处方找出是否有漏写剂型的现象,并判断选用剂型与给药途径是否相符。将处方药品剂量与药品说明书中剂量对比,一致说明剂量合理;若超出说明书中的推荐剂量,应与处方医师联系确认,确需超剂量使用时,处方医师应注明原因并再次签字。

(2)审查中成药的联用。审查中成药之间、中成药与西药之间的配伍应用。中成药之间只要符合增强药效、抑制或消除偏性或不良反应、适应复杂病情、适应治法中的任意一项,就属于合理配伍。中成药与西药之间只要符合协同增效、降低毒副作用、降低用药剂量中的任意一项,就属于合理配伍。

（3）审查中成药的用药禁忌,包括配伍禁忌、妊娠禁忌、证候禁忌。只有熟悉中成药制剂的处方内容,才有可能发现中成药的用药配伍禁忌、有毒药物的联用及药物间相互作用。

（4）审查处方前记和后记。审查处方前记中处方来源信息、患者信息,包括临床诊断、处方开具日期是否填写清晰、完整、正确,有无涂改现象,涂改处是否有处方医师签名。特别注意患者年龄应填写实足年龄,新生儿、婴幼儿写日龄、月龄,必要时要注明体重。

审查处方后记时,要仔细查看是否有处方医师、计价人员手写签名或加盖专用签章、药品价格是否填写。

2. 调配 再次审查处方,确认为合格处方才能进行调配。调配注意事项如下。

（1）按顺序逐一调配药品,注意每次调配好一种药品后再调配下一种药品,避免混淆。

（2）药师调配处方时必须做到"四查十对":查处方,对科别、姓名、年龄;查药品,对药名、剂型、规格、数量;查配伍禁忌,对药品性状、用法用量;查用药合理性,对临床诊断。

（3）正确书写粘贴标签,注明患者姓名、药品名称、剂型、规格、用法用量、包装数量。

（4）粘贴标签时应注意避免遮挡原药品包装上的重要信息,如药品名称、规格及有效期等。

（5）药师在完成处方调配后,应在处方后记处签字。

3. 核对 核对的内容主要有以下几个方面。

（1）核对所调配药品包装及标签上注明的药品名称、规格、剂型是否与处方所开具的一致;特别要注意药品名称相似、包装相似、多种规格、多种剂型的易混淆药品的正确辨识和调配。

（2）核对所调配药品包装及标签上注明的用法、用量是否与处方所开具的一致。

（3）核对药品性状、包装外观及标签是否完好,确保所调配药品的质量是合格的。药品标签不清或缺损、包装松动变形污染、颜色改变、性状变化或异常时,一律严禁调配发药,并按质量问题报告和处理。

（4）核对所调配药品包装数量与处方开具的数量是否一致。

（5）核对药品的有效期,确保发出的药品在患者处方治疗周期内有效。

4. 发药和用药交代 注意事项如下。

（1）核对患者。发药药师在发药前必须询问患者姓名,并确认与处方患者姓名、年龄、性别一致,以确保药品发放正确。

（2）唱付药品。发药药师在按照处方核对药品的同时,将药品逐盒交付患者并叮嘱其核对包装数量等。

（3）用药交代。发药药师需按照处方核对药品标签的用法用量是否正确标注,并且在发药时向患者交代用法用量等。

（4）最后确认。询问患者是否已明白所用药品的正确储存和使用方法,必要时发放药品的提示信息,提示药品使用注意事项,提高患者的用药依从性。

（5）签字归档。发药药师在完成处方发药后,应在处方后记签字,并将处方按规定办法归档储存。

实 例 分 析

处方实例三:

患者,女,59岁,临床诊断:心悸、失眠、上呼吸道感染。

R.

银黄颗粒	1袋	bid.	po.
感冒清热冲剂	1袋	bid.	po.
人参归脾丸	1粒	bid.	po.

处方点评:人参归脾丸属补益类中成药。银黄颗粒、感冒清热冲剂均属解表类中成药,其说明书中标有"不宜在服药期间同时服用滋补性中成药"。所以该处方属于联合用药不适宜。

任务三　用药指导及处方点评

模块一　用药指导

药学人员应主动向社会公众介绍药品用法用量、储存方法、不良反应及注意事项,给予社会公众积极的用药指导,正确耐心地解答社会公众用药的各种困惑,提高其用药依从性,提升医疗服务质量,从而有效预防疾病,促进健康,提高并改善社会公众的生命质量。

药学人员多以口述的方式为社会公众提供用药指导。而在用药指导的过程中,起着决定性作用的是患者的依从性。因此,开展用药指导必须提高患者的依从性。

一、依从性

依从性也称顺从性、顺应性,是指患者按照医师的规定进行治疗、与医嘱一致的行为,反映了患者对其医疗行为的配合程度。患者遵守医师的治疗方案及服从医疗人员对其进行健康指导时,就认为患者具有依从性;反之,则认为患者具有非依从性。

在临床医疗实践中,好的治疗效果,不仅取决于医师的正确用药,还取决于患者是否合作、是否严格执行医嘱用药。事实上,有将近一半的患者没有按医嘱用药,甚至未用药,或者中途停药,因此造成许多不良后果。另外,给予患者正确的用药指导也极其重要,可从药品服用的适宜时间、剂型的正确使用及服用药品的特殊指示等方面给予指导。

（一）依从性的意义及非依从性的危害

依从性对患者的药物治疗成功与否具有重要意义,是药物治疗有效性的基础。正确的药物治疗方法是治愈疾病的前提,若患者不服从治疗,不能按规定用药,则不能达到预期的目的和效果。所以患者的依从性与其治疗和康复有着密切的联系,是保证药物治疗质量的一个重要条件。

患者非依从性的危害可以是多种多样的,轻者贻误病情,不良反应增多,耐药性增强,导致防治失败,重者将会发生严重中毒,甚至危及生命。此外,非依从性可能加重患者及社会的经济负担,从而导致患者产生对医疗的不信任。

（二）产生非依从性的原因

归纳起来,患者的非依从性来源于四个方面:医护人员、疾病和药物、患者本身和社会。患者产生非依从性的原因,具体有以下几点。

1. 医师、药师与患者缺少联系,对患者缺乏指导　例如:医师草率看病,不认真查体,不与患者交流;药师不说一句指导、提醒注意之类的话,就把封好的药袋交给患者,致使一些患者错用药物,或者按说明书服药而不遵守医嘱,导致剂量错误,甚至把外用药内服。

2. 疾病因素　一些慢性病及急性病的恢复期治疗,如肾病综合征、糖尿病等,需要长期用药治疗,但有些患者往往由于某些原因不能坚持和不按时用药,影响临床治疗效果。

3. 用药方案复杂　非依从性大小与用药方案的复杂性有着直接相关性。据报道,处方开具的药品数由 1 种增加到 4 种时,漏服率增加 1 倍。同样,服药次数由每天 1 次增加到每天 4 次时,漏服率也增加 1 倍。用药方案越复杂,产生非依从性的可能性就越大。

4. 药物不良反应　大多数药物或多或少伴有不良反应,如过敏反应、胃肠道反应等。药物的不良反应可以增加患者的非依从性,药物的不良反应越明显,患者的非依从性就越强。

5. 患者心理因素的影响　患者的心理因素是产生非依从性的一个重要因素。有的患者对药物治疗预期过高,健康保健要求过强,害怕受疾病折磨的痛苦,要求治疗效果快速,听从不规范的药品广告宣传,因而出现乱投医、乱用药的情形。不遵医嘱,盲目自购药品服用,轻则影响治疗,重则出现严重的药物不良反应,造成严重后果。

6. 社会和经济的影响　由于受社会上某些不良宣传广告的影响,有的患者盲目听从虚假广告的误导,乱投医、擅自乱服所谓的民间偏方、秘方,不但没有治好疾病,反而导致严重的不良后果,致使患者对疾病治疗失去信心。有的患者家庭条件较差,治疗费用过高,经济上不能承受高额的治疗费用而中断治疗或放弃治疗,或者擅自换用价格低的药品,造成疗效较差,不良反应较大,以致影响治疗效果。

（三）依从性的评价

随着医学研究和制药工业的快速发展,新药临床试验的客观性、准确性的要求越来越严格,因而影响临床试验结果偏倚性的重要因素——依从性的量化评价变得越来越重要,也越来越引起临床治疗的重视。虽然目前还没有一种足够可靠、有效、敏感的测量依从性的方法,但已有以下几种方法应用于临床中。

1. 药片计数法　此方法简单易行,是常用的方法之一。具体计算公式:

依从性＝(实际服药片数/医嘱应服药总片数)×100%。

2. 自我报告法　即设计调查表,采用问卷调查的方式,让患者自己报告服药情况,以评价其依从性。这种方法的结果可信度较药片计数法高,在国外应用较为普遍。

3. 面询法　通过定期直接询问患者或其家属的办法来评价依从性,这种方法简单易行,适用范围广,但客观性较差,且为非连续评价。

4. 正确服药日数计数法　通过计算患者正确服药的日数所占的比例来评价依从性。计算公式:

依从性＝(正确服药的日数/应该服药的总日数)×100%。

5. 观察药物不良反应法　通过观察药物的不良反应来评估依从性。例如:根据服用利尿剂出现尿频的现象,服用抗胆碱药物出现口干的现象,口服铁剂出现大便变黑的现象来评价依从性。此方法的可靠性比较低。

6. 其他方法　国外有人利用药瓶盖子上的特殊电子记忆装置,自动记录并存储患者打开瓶盖的日期和服用的药片片数,将此记录结果在电脑上进行分析,评价依从性。

（四）提高患者依从性的方法

产生非依从性的原因很多,临床医药工作者应针对原因,改进工作,以提高患者的依从性。药师是负责药品调配的专业人员,也是患者服药前最后接触的专业人员,因此,其在降到非依从性上起着关键作用。药师在提高患者依从性方面的工作可以概括为沟通"医、药、患"三者关系,有以下三方面。

（1）满足医师对药品信息的需求,避免药品的不合理使用与配伍,简化治疗方案,降低毒副反应发生率,提高治疗质量。

（2）发挥药师专业技术特长,结合临床,研究生产出速效、高效、长效、低毒、使用方便且色香味俱全,患者乐于接受的新制剂药品,提高患者的依从性。

（3）对患者进行用药指导,向患者宣传药品知识,消除疑虑,提高患者的依从性。

其中,临床药师对患者尽心细致、清楚、正确的用药指导是提高患者依从性的关键,因为临床药师通过指导用药,能加深患者对正确使用药物和提高依从性的认知与理解,从而减少患者因缺乏依从性造成的治疗失败。

二、药品服用的适宜时间

医学研究证实,很多药物的作用和毒性、不良反应与人体的生物节律(生物钟)有着极其密切的关系。同种药物不同时间给药,可产生不同的作用和疗效。

人体的生物钟即指在人体内有节奏调控某些生化、生理和行为现象出现的生理机制。如肝脏合成胆固醇的时间多在夜间;胃酸在清晨5时至中午11时分泌最低,下午2时至次日凌晨1时最高;而胰腺的胰岛B细胞在清晨分泌量升高,午后达高峰,凌晨跌低谷。

药师可以此制订服药时间与人体生物钟同步的合理的给药方案,以使患者科学、有效、安全、经济地服药。

结合人体生物钟,选择最适宜的药品服用时间,可达到以下用药效果:①降低给药剂量,节约医药资源;② 提高患者依从性;③顺应人体生物钟的变化,充分调动人体内积极的免疫和抗病因素;④增强药物疗效或提高药物的生物利用度;⑤减少和规避药品不良反应。

常用药品适宜的服用时间,见表 1-4。

表 1-4 常用药品适宜的服用时间

服用时间	药品类别	药品名称	注释
清晨	抗血小板药	阿司匹林	早晨服用阿司匹林的生物利用度大,半衰期长,更有助于预防心脑血管事件的发生
	泻药	硫酸镁	盐类泻药可迅速在肠道发挥作用
	降压药	氨氯地平、依那普利、氯沙坦	顺应血压变化曲线,采取小剂量即可有效控制全天血压
	糖皮质激素	泼尼松、地塞米松	减轻药品对下丘脑-垂体-肾上腺皮质系统的反馈抑制
	抗抑郁药	氟西汀、帕罗西汀、瑞波西汀	抑郁、焦虑、猜疑等症状常表现为晨重晚轻
餐前	降糖药	磺酰脲类	餐前服用吸收较快,达峰时间早
	收敛止泻药	鞣酸蛋白	可迅速通过胃进入小肠,遇碱性肠液而分解出鞣酸,起到止泻作用
	促胃动力药	甲氧氯普胺、多潘立酮、西沙必利	增加药品与胃壁接触,使药品与受体充分接触,促进胃肠蠕动和食物消化
	胃黏膜保护剂	氢氧化铝、复方铝酸铋	增加药品与胃壁接触,使药品在胃壁形成较为完整的保护屏障
	抗生素	头孢拉定、头孢克洛、氨苄西林、阿莫西林、克拉霉素	避免食物对药品吸收的影响
餐中	分子靶向抗肿瘤药	伊马替尼	进餐时服用或与大量水同服可减少对消化道的刺激
	抗结核药	乙胺丁醇、对氨基水杨酸钠	减轻胃肠刺激
	降糖药	二甲双胍、阿卡波糖、格列美脲	减轻胃肠刺激与不良反应
	非甾体抗炎药	吡罗昔康、美洛昔康	与食物同服可减轻胃肠刺激
	抗血小板药	噻氯匹定	与食物同服可提高生物利用度,减轻胃肠刺激
	抗真菌药	灰黄霉素	与脂肪同服可促进药品吸收,提高血药浓度
	减肥药	奥利司他	进餐时服用,可减少脂肪吸收
餐后	维生素	维生素 B_1、B_2	随食物缓慢进入小肠,以利于吸收
	利尿剂	氢氯噻嗪	食物可促进其吸收
	H_2受体阻断剂	西咪替丁、雷尼替丁、法莫替丁	餐后胃排空缓慢,有更充实的抗酸作用时间
	非甾体抗炎药	阿司匹林、对乙酰氨基酚、吲哚美辛、布洛芬	减轻胃肠刺激

续表

服用时间	药品类别	药品名称	注释
睡前	平喘药	沙丁胺醇、二羟丙茶碱	睡前服药可有效控制第二天凌晨哮喘发作
	催眠药	地西泮、艾司唑仑、司可巴比妥	睡前服用以适应睡眠的需要
	钙剂	碳酸钙	夜间及凌晨血钙水平较低,睡前服用有利于吸收
	H_2受体阻断剂	西咪替丁	对基础胃酸分泌抑制较好,睡前服用可用于消化性溃疡急性期或病理性胃酸高分泌状态
	调节血脂药	洛伐他汀、辛伐他汀、普伐他汀	胆固醇在夜间合成较多,睡前服用可有效降低胆固醇的合成
	抗过敏药	苯海拉明、氯苯那敏	该类药物有中枢抑制作用,服用后易出现嗜睡、乏力等不良反应,睡前服用有助于睡眠
	缓泻剂	酚酞、比沙可啶	作用后 8~12 h 排出软便

三、剂型的正确使用

只有正确使用药品的不同剂型,才能获得该药品的最大疗效。不能正确使用不同剂型的药品,非但无法发挥疗效,甚至可能会发生危险。

1. 眼用制剂 眼用制剂局部用于眼部疾病。一般两人操作给药。

(1)滴眼剂:清洗双手及眼内分泌物。用手指轻轻按压眼内眦,以防药液分流经口鼻吸收引起不适,降低眼内局部用药浓度。头后仰,用食指轻轻将下眼睑拉开呈钩袋状。将药液从眼角侧滴入眼袋内,每次 1~2 滴。轻轻地闭上眼转动眼球,促使药液均匀分布起效。眼内药液吸收完毕,方可放松对眼内眦的压迫。

用药棉或纸巾擦去流溢在眼外的药液。若同时使用两种药液,宜间隔 10 min 以上。

虽然大多数滴眼剂中均含有抗生素,可以防止使用中的微生物污染。但不宜多次打开使用,如药液出现混浊或变色时,切勿再用。使用后置于冰箱冷藏,不可冷冻。开封后请尽快使用,长时间不用应丢弃。

(2)眼膏剂:眼膏剂在眼部保持作用的时间较长,一般适于睡前使用。

清洁双手,用消毒的剪刀剪开眼膏剂管口。头后仰,眼往上望,用食指轻轻将下眼睑拉开呈袋状。压挤眼膏剂尾部,挤出线状眼膏,将长约 1 cm 的眼膏挤进下眼袋内,轻轻按摩 2~3 min 以增加疗效,轻轻眨眼使眼膏分布均匀,闭眼休息 2~3 min 即可。用脱脂棉擦去眼外多余药膏,盖好管帽。多次开管和连续使用超过 1 个月的眼膏不要再用。

2. 气雾剂 气雾剂使用时借助抛射剂的压力将药物呈雾状喷出,常用于肺部哮喘疾病,或直接喷至腔道黏膜、皮肤起效,或用于环境消毒。呼吸道给药前需清理呼吸道,包括痰液、鼻涕、消化道内食物等。用前将气雾剂摇匀,手持气雾剂,通常是倒转位置拿。

将喷嘴贴近双唇,头稍微后倾,缓缓呼气尽量让肺部的气体排尽。微启口唇含住气雾剂喷嘴于舌头上方,用鼻腔缓缓深呼吸,同时一次快速、完全按压气雾剂阀门,屏住呼吸 10~15 s,尽量使药液多沉积在肺部。

闭气后用鼻腔缓缓呼气,最后张开口腔,用温水或 0.9%氯化钠溶液漱口吐出即可,不可吞咽。喷雾后及时擦洗喷嘴。使用时注意把握剂量,每一次按压必须完全,不能随意增减剂量。

3. 透皮贴剂 可贴于皮肤上,药物经皮肤吸收产生全身或局部治疗作用。常见硝酸甘油透皮贴剂用于心绞痛患者的防治。透皮贴剂通过皮肤缓慢吸收,无肝脏首过效应,不受消化道环境等影响,生物利用度高;给药剂量准确,血药浓度稳定;使用方便、无疼痛。

将所要贴敷部位的皮肤清洗干净,并稍稍晾干。贴敷部位不能有破损、溃烂、渗出、红肿等现象,不能贴在皮肤的褶皱处、四肢下端。不穿紧身衣物。

取出透皮贴剂,揭去附着的薄膜,但不要触及含药部位,将之贴于皮肤上,轻轻按压使之边缘与皮肤贴紧。一般每日更换一次。心绞痛患者使用硝酸甘油透皮贴剂,为减缓耐受性,可采取与其他药物间隔使用的方法。

4. 膜剂　膜剂供口服或黏膜外用,包括口服、外用和控释膜剂。

膜剂应用时的注意事项如下。

(1) 复方炔诺酮膜从月经第 5 日开始使用,1 日 1 片,连续 22 日,晚餐后使用,不能间断,停药后 3～7 日行经,月经第 5 日继续用药。

(2) 避孕药壬苯醇醚膜以女用为好,房事前取 1 张药膜对折两次或揉成松软小团,以食指推入阴道深处;男用时将药膜贴于阴茎头推入阴道深处;10 min 后(不超过 30 min)行房事。

(3) 复方甲地孕酮膜作为短效避孕药,从月经周期第 5 日起,每日用 1 片,连用 22 天为 1 周期,停药后 2～3 日来月经;然后于第 5 日继续用药。

(4) 甲地孕酮膜用于避孕,用法同(3);用于治疗功能性子宫出血,一次 2 mg,一日 3 次(每隔 8 h 给药一次),后每隔 3 日递减 1 次,直至维持一日 4 mg,连续 20 日,流血停止后,每日加服炔雌醇 0.05 mg 或乙烯雌酚 1 mg,连续 20 日。

(5) 毛果芸香碱膜每日用 2～3 贴,早起、睡前贴敷于眼角上,相当于 2% 浓度的滴眼剂一次 2 滴,一日 6 次。

5. 滴耳剂　滴耳剂主要用于耳道感染疾病。耳聋、鼓膜穿孔者不宜使用滴耳剂。

将滴耳剂焐热以接近体温。头部歪向一侧,患耳朝上,抓住耳垂轻轻拉向后上方使耳道变直,一般每次滴入 5～10 滴,每日 2 次或参阅药品说明书的剂量。滴耳后用少许药棉塞住耳道。

6. 鼻用制剂　包括滴鼻剂、鼻用喷鼻剂。

(1) 滴鼻剂:滴鼻剂是供鼻腔滴入用药的液体制剂。主要用于鼻炎等鼻部疾病。

使用前要先清理鼻腔、口腔,保持呼吸道通畅。

使用滴鼻剂时可采用两种姿势:一是仰卧向后垂头,患者仰卧于床上,肩部垫一软枕,头部尽量向后仰,使鼻腔低于口咽部,以免药液直接流入咽部。二是侧卧垂头,让头部偏向需要用药的鼻腔那侧,头部向肩部下垂,使头部低于肩部,然后滴药。

滴药时,滴鼻剂应距鼻子 1～2 cm。每次滴药 3～4 滴。滴完药后,用手指轻按几下鼻翼,使药液布满鼻腔,保持滴药姿势 3～5 min 再坐起。

双侧鼻腔均需滴药时,间隔 5 min 即可。若滴鼻液流入口腔,应将其吐出、漱口。

过度频繁使用或延长使用时间可引起鼻塞症状的反复。连续用药 3 日以上,症状未好转应向医师咨询。因鼻黏膜吸收较好,故而应控制剂量,不得滥用。

(2) 鼻用喷雾剂(喷鼻剂):喷鼻剂是专供鼻腔使用的气雾剂,使用时挤压阀门,药液以雾状喷射出来,供鼻腔外用。使用前清理呼吸道,保持呼吸道通畅。为避免直接喷向鼻中隔,可左手喷右侧鼻孔,右手喷左侧鼻孔。

喷鼻前先呼气。振摇气雾剂并将喷口尖端塞入一个鼻孔,使喷口与鼻孔位于一条直线上,同时用手堵住另一个鼻孔并闭上嘴。挤压喷雾剂的阀门喷药,同时用鼻子慢慢地吸气。每次喷入 1～2 mL 或参阅药品说明书的剂量,每一喷必须完全按压。

7. 软膏剂　软膏剂是药物(或中药材提取物)加适宜基质(凡士林)制成的半固体制剂。主要发挥局部作用,多用于皮肤、黏膜或创面,对病变皮肤起防腐、杀菌、消炎、收敛等作用,可促进肉芽生长和伤口的愈合。涂敷前应将皮肤清洗干净。

根据用药面积选择适宜的用药剂量,均匀涂抹在用药部位即可,轻轻按摩可提高疗效。

对有破损、溃烂、渗出的部位不要涂敷,渗出部位可采用湿敷的方法。涂布部位有烧灼或瘙痒、发红、肿胀、出疹等反应者,应立即停药,并将局部药品洗净。不宜涂敷于口腔、眼结膜,不得全身大面积应用。

8. 含漱剂 含漱剂可用于清洗咽喉、口腔,起净化去臭、防腐、收敛和消炎的作用。外用漱口,不可咽下。幼儿或恶心、呕吐者暂时不宜含漱。

使用前,按药品说明书的要求严格稀释浓溶液。含漱后宜保持口腔内药浓度 20 min,不宜马上饮水和进食。

9. 肛门栓剂 肛门栓剂在室温下可保持一定的硬度和韧性,以便塞入腔道,塞入腔道后在体温下能迅速软化或溶解,药物溶出后产生局部和全身的治疗作用。

剥去肛门栓剂外裹的铝箔或聚乙烯膜,在肛门栓剂的顶端蘸少许液体石蜡、凡士林、植物油或润滑油。患者侧卧位,小腿伸直,大腿向前屈曲,贴着腹部;儿童可趴伏在大人的腿上。肛门栓剂包装中配有指套,戴好指套后,放松肛门,把肛门栓剂的尖端自肛门插入,并用手指缓缓推进,深度距肛门口幼儿约 2 cm,成人约 3 cm,合拢双腿并保持侧卧姿势 15 min,以防肛门栓剂被压出。

用药后 1~2 h 不宜排便。因为肛门栓剂在直肠的停留时间越长,吸收越完全。可在肛门外塞一点脱脂棉或纸巾,以防基质漏出而污染被褥。

肛门栓剂基质的硬度易受气候的影响,夏季应用前宜将其置入冰水或冰箱中 10~20 min,待基质变硬再使用。

10. 普通片剂、胶囊剂 此类制剂由胃肠道吸收。

采取坐、立位,用 100 mL 左右温水送服即可,服药后不宜立即躺下,避免药物黏附食管壁引起刺激,降低疗效。

11. 口含片 此类制剂多用于治疗口腔及咽喉疾病,具有局部消炎、杀菌、收敛、止痛等作用,一般硬度较大。将药片含在口腔两颊部位,含化即可。不可用水送服。

12. 舌下含片 舌下含片的药物由舌下静脉丛吸收后直接入血,不存在胃肠刺激和首过消除。起效较快,可用于心绞痛等急性发作的缓解和预防。

一般坐位或卧位给药,可先喝口水润湿口腔。把药片放于舌下,含服 5 min 左右,以保证药物被充分吸收。含服时,不要咀嚼或吞咽药物,不要吸烟、进食、嚼口香糖,保持安静,不宜多说话。用药后 30 min 内不宜吃东西或饮水。

13. 分散片 分散片可在水中迅速崩解均匀。相较于普通片剂、胶囊剂等固体制剂,分散片具有崩解迅速、吸收快、生物利用度高等特点。

分散片可按照普通片剂的使用方法使用,也可将其溶于适量温水或凉开水中,搅拌均匀后服用。

14. 供口服的泡腾片剂 供口服的泡腾片严禁直接服用或口含化。

一般宜用 100~150 mL 凉开水或温水浸泡,泡腾片剂迅速崩解和释放药物,待片剂完全溶解或气泡消失后再饮用。药液中若有不溶物、沉淀、絮状物时不宜服用。注意幼儿使用安全性。

15. 咀嚼片 咀嚼片常见于维生素类、中和胃酸药等制剂。药片经嚼碎后表面积增大,可促进药物在体内的溶解和吸收。

胃舒平、氢氧化铝片等宜在餐后 1~2 h 服用,充分咀嚼,吞咽后很快在胃壁上形成一层保护膜,从而减轻胃内容物对胃壁溃疡的刺激;酵母片因其含有黏性物质较多,如不嚼碎易在胃内形成黏性团块,影响药物的作用。该类制剂需要在口腔中充分咀嚼使其溶化后吞服,咀嚼后可用少量温开水送服。

16. 缓、控释制剂 缓、控释制剂每日用药次数比相应的普通制剂至少少一次,用药间隔时间延长。

缓释制剂为非恒速释药,不能在服药间隔内保持平稳的血药浓度,其药代动力学易受胃肠道环境的影响。控释制剂为缓慢恒速或接近恒速释药,在单位时间内释放固定量的药品,不受胃肠道动力、pH 值、患者年龄以及是否与食物同服等因素的影响。

服用缓、控释制剂应整片或整丸吞服,严禁嚼碎和击碎分次服用。缓、控释制剂每日仅用 1~2 次,服药时间宜固定。

17. 滴丸 多用于病情急重者,如冠心病、心绞痛、咳嗽、急慢性支气管炎等。滴丸体积偏小,服用时应仔细查看药物的服用剂量,不能过大。依照药品说明书要求,以少量温开水送服,部分滴丸可直接含于舌下,按照舌下含服方法服用。滴丸宜保存在阴凉、干燥之处,不宜受热受潮,以免粘连影响药效。

四、服用药品的特殊提示

因药品理化性质的影响,水温、饮水量等均会影响药效。

(一) 饮水对药品疗效的影响

1. 宜多饮水的药物

(1) 平喘药如茶碱或茶碱控释片、氨茶碱、胆茶碱、二羟丙茶碱等。

(2) 利胆药如苯丙醇、羟甲香豆素、去氢胆酸、熊去氧胆酸。

(3) 蛋白酶抑制剂如利托那韦、安普那韦等。

(4) 双膦酸盐如阿仑膦酸钠等。

(5) 抗痛风药如苯溴马隆、丙磺舒、别嘌醇等。

(6) 抗结石药。

(7) 电解质。

(8) 磺胺类药。

(9) 氨基糖苷类抗生素如链霉素、庆大霉素、卡那霉素、阿米卡星。

(10) 氟喹诺酮类药物。

2. 限制饮水的药物

(1) 某些治疗胃病的药物,苦味健胃药;胃黏膜保护剂如硫糖铝、果胶铋等;需要直接嚼碎吞服的胃药。

(2) 止咳药如止咳糖浆、甘草合剂等。

(3) 预防心绞痛发作的药物如硝酸甘油片、麝香保心丸等。

(4) 尿崩症药如加压素、去氨加压素。

3. 不宜用热水送服的药物

(1) 助消化药。

(2) 维生素类,如维生素 B_1、维生素 B_2、维生素 C。

(3) 活疫苗。

(4) 含活性菌类的药物,如乳酶生、整肠生等。

(二) 饮食及行为习惯对药品疗效的影响

1. 饮酒 药品与酒的相互作用结果有两个:一是降低药效;二是增加不良反应发生率。因此服药前后,应注意饮酒对药品疗效的影响。

2. 茶叶 茶叶与药物中的多种金属离子结合而产生沉淀,从而影响药品的吸收;与胃蛋白酶、胰酶、淀粉酶、乳酶生中的蛋白结合,使酶或益生菌失去活性,减弱助消化药的药效;服用四环素类、大环内酯类抗生素时不宜饮茶;与生物碱、苷类相互结合而形成沉淀;与催眠药的作用相拮抗;服用抗结核药利福平时不可喝茶,以免妨碍其吸收;可减弱阿司匹林的镇痛作用;与抗心律失常药的作用拮抗;可竞争性抑制磷酸二酯酶而减少儿茶酚胺的破坏,而单胺氧化酶抑制剂可相对增加体内儿茶酚胺的含量,二者同用,会造成过度兴奋、血压升高等。

3. 咖啡 长期饮用咖啡亦影响药品的疗效。

4. 食醋

(1) 醋不可与磺胺类药同服,后者在酸性条件下溶解度降低,可在尿道中形成磺胺结晶,刺激尿道,出现尿闭和血尿。

(2) 应用氨基糖苷类抗生素时可使尿液呈碱性,其目的有两个:一是在碱性环境下抗生素的抗菌活性增加;二是此类抗生素对肾脏的毒性大,在碱性尿液中可避免解离。多喝水可加快药物的排泄,但食醋则会加重其毒性。

（3）服用抗痛风药时不宜多食醋,宜同时服用碳酸氢钠,以减少药物对胃肠的刺激和利于尿酸的排泄。

5. 食盐 肾炎、风湿病伴有心脏损害、高血压患者,要严格限制食盐的摄入量,建议每人每日的摄入量在 6 g 以下。

6. 脂肪、蛋白质

（1）口服灰黄霉素时,可适当多食脂肪。

（2）口服脂溶性维生素(维生素 A、维生素 D、维生素 E、维生素 K)或维 A 酸时,可适当多食脂肪性食物,以促进药物的吸收,增进疗效。

（3）口服左旋多巴治疗震颤麻痹时,应少食高蛋白食物。

（4）服用肾上腺皮质激素治疗类风湿性关节炎时,适宜吃高蛋白食物。

（5）服用抗结核药异烟肼时,不适宜食用富含组胺的鱼类。

（6）高蛋白饮食或低碳水化合物饮食可增加茶碱的肝清除率。

（7）高蛋白饮食可以降低华法林的抗凝效果。

7. 吸烟 在药效学上与吸烟存在相互作用的药物如下。

（1）抗凝血药:如华法林、肝素等。

（2）H_2 受体阻断剂:如西咪替丁。

（3）中枢兴奋药:如咖啡因。

（4）平喘药:如茶碱。

（5）麻醉药:如丙泊酚。

（6）苯二氮䓬类药物:如阿普唑仑、地西泮。

（7）精神治疗药物:如氯丙嗪、氯氮平、氟哌啶醇。

（8）抗心律失常药:如利多卡因、美西律。

五、药品说明书的正确阅读

为了进一步加强对药品说明书和标签的管理,有助于切实保障公众用药安全、有效,2006 年 6 月 1 日起我国开始施行国家食品药品监督管理局颁布的《药品说明书和标签管理规定》,在药品名称、活性成分、警示语、不良反应等方面提出了新的要求。正确阅读药品说明书为安全、合理用药提供了专业及法律保障。阅读时重点关注药品名称、适应证、用法用量、注意事项和储存等。

1. 药品名称 主要包括通用名称和商品名称。药品的通用名称是《中国药典》采用的法定名称,其特点是通用性,即不论哪个厂家生产的同种药品都只能使用此名称。商品名称又称为商标名,是药厂通过注册受法律保护的专有药名。因此,目前临床上一药多名的现象非常常见,常用的 2000 余种药品对应着高达上万种的商品名。繁杂的商品名给患者的安全用药带来巨大隐患。相同成分的药品,或是学名相同的药品,可能有多个商品名称。不同的商品名称,意味着不同厂家的产品,也意味着不同的品质。要认准通用名称或者化学名,通用名称相同的药品不得联合使用,避免患者因重复用药发生不良反应,甚至过量中毒。

2. 适应证 其注明的是该药物能够治疗的主要病症,如感冒、哮喘、咳嗽高血压等,用药前应仔细阅读这部分内容以保证对症用药。

3. 用法与用量 药品说明书上的药品使用剂量若无特别提示,通常是指成人剂量。主药含量一般用克(g)、毫克(mg)等表示,容量用毫升(mL)表示,并按 1 g＝1000 mg,1 L＝1000 mL 的比例换算。

片剂、胶囊剂等常见的剂型以片、粒为单位,散剂、颗粒剂、糖浆剂等多以年龄或体重给药。例如,头孢克肟颗粒的给药量:成人和体重 30 kg 以上儿童一次 50～100 mg,重症可增加至一次 200 mg,每日 2 次;儿童一次 1.5～3 mg/kg,重症患儿每次可口服 6 mg/kg,每日 2 次。若患儿体重 20 kg,则 20×1.5＝30 mg,20×3＝60 mg,每次用量 30～60 mg,若头孢克肟颗粒单剂量包装为每袋 50 mg,则患儿的每次用量可选用 1 袋。

至于药品的用法,则需根据该药的剂型和特性,注明口服、肌内注射、静脉用药、外用及饭前服、饭后服、睡前服等。患者应严格按照药品说明书注明的方法用药。

4. 注意事项　注意事项下常有"禁用""慎用"的说明。慎用是谨慎使用之意,意思是应在医师指导下,明确利大于弊后方可使用。禁用则是绝对禁止使用,一旦使用可能导致严重后果。禁忌内容在药品说明书中一般单独列出,凡属禁用范围内的人群,应避免使用该药。儿童、老年人、孕妇及哺乳期妇女在用药时需格外谨慎,应仔细看儿童用药、老年人用药、孕妇及哺乳期妇女用药相关内容。

5. 活性成分或组成成分　《药品说明书和标签管理规定》要求药品说明书应当列出全部活性成分或者组方中的全部中药药味。注射剂和非处方药还应当列出所用的全部辅料名称。阅读药品说明书时,注意处方中是否含有可能引起严重不良反应的成分或者辅料,谨慎使用。

6. 警示语　警示语不仅包括对药品安全性的警告,还含有药品禁忌证、注意事项、特殊人群用药、药物相互作用、药物过量等需特别注意的事项。患者在用药前仔细阅读可以有效地提高用药的安全性。

7. 不良反应　不良反应是药物两重性的具体表现之一。患者使用药品时可能会出现一些与用药目的无关的现象,需要在治疗过程中采取措施规避或减免不良反应。因此患者在阅读药品说明书时应注意不良反应发生率。一般而言,药品各项不良反应按发生率的高低进行排序,排在首位的是十分常见的不良反应,以此类推。

国际医学科学组织委员会(CIOMS)推荐用下列术语和百分比表示药品不良反应发生率:十分常见(≥10%),常见(1%～10%),偶见(0.1%～1%),罕见(0.01%～0.1%),十分罕见(≤0.01%)。影响不良反应的因素有机体因素和药物因素。患者的年龄、性别、敏感性、并发症等及药品的使用方法、剂量、途径、赋形剂等对不良反应均有影响,新药上市前临床试验的样本量有限(500～3000人),病种单一,且实验人群不包括特殊人群(老年人、妊娠妇女和儿童),因此一些罕见的不良反应、迟发性反应发生于特殊人群时难以发现。

因此,药品说明书中不良反应项下内容越少不代表该药越安全、不良反应越少。新上市药品因其使用时间、人群、地域等条件的限制,尤其应引起警惕。

8. 药物相互作用　药品说明书中的"药物相互作用"项下列出的有拮抗或不良药物相互作用的药物,应避免同时使用。特别是老年患者常患有多种疾病,需要同时服用多种药物,要特别关注此项内容。

9. 储存和有效期　多数药品需避光,密闭并在阴凉干燥处保存。生物制品需冷藏或低温保存。患者应根据药品说明书上的储存要求进行储存,变质的药物绝对不能服用。

药品必须注明有效期,药品超过有效期或达到失效期后则为过期失效,过期药物绝对不能服用。

模块二　处　方　点　评

世界卫生组织的一项调查表明,全球有三分之一的患者死于不合理用药,而不是疾病本身。目前我国在临床用药方面不合理情况较为严重,如抗菌药使用强度高,静脉用药不规范,中药饮片处方书写不规范和使用不合理,中成药过度应用及不规范使用等。这些情况表明药品是把双刃剑,疗效与不良反应并存,利弊相依。疗效是人们追求的理想结果,而不良反应是在与疾病搏斗过程中所要付出的代价。

处方点评是近年来在中国医院管理系统中发展起来的用药监管模式,是在医师处方用药过程中对临床处方进行综合统计分析,从不同层面和不同角度反映医疗机构处方工作的整体和细分情况,为医疗机构管理层的决策提供科学的数据支持,以达到合理用药,用药检测、管理的目的。

一、处方点评的概念和意义

(一)处方点评的概念

处方点评是指根据我国有关医药卫生法规、技术规范,对处方书写的规范性及药物临床使用的适宜性(用药适应证、药物选择、给药途径、用法与用量、药物相互作用、配伍禁忌等)进行评价,发现存在的或潜在的问题,制订并实施干预和改进措施,促进临床合理用药。

(二) 处方点评的意义

建立健全的处方点评制度对于规范处方管理、提高处方质量、促进合理用药以及保障医疗安全具有非常重要的意义。

(1)加强处方质量和药品使用管理,规范医师处方行为。

(2)落实处方审核、发药、核对与用药交代的有关规定,提高处方质量,促进合理用药,保障医疗安全。

(3)处方点评是医院持续医疗质量改进和药品临床应用管理的重要组成部分,是提高临床药品治疗水平的重要手段。

二、处方点评的内容、依据及原则

(一) 处方点评的内容

处方点评包括三方面内容。

(1)处方书写内容完整性、准确性评价。

(2)处方用药适宜性评价。

(3)合理用药评价。

(二) 处方点评的依据

处方点评依据国家颁布的一系列法律法规,如《处方管理办法》《医院处方点评管理规范(试行)》《医疗机构药事管理规定》《中药处方格式及书写规范》《中药注射剂临床使用基本原则》《国家基本药物临床应用指南》《中成药临床应用指导原则》。此外还应当以《中国药典》、药品说明书、中华医学会以及中华中医药学会等各专业委员会制定的用药指南和诊治标准、合理用药的评价指标、国家制定的各项药物使用管理规范等为处方点评的依据。

(三) 处方点评的原则和要求

处方点评工作应当坚持科学、公正、务实的原则,做好完整的、准确的书面记录,并且要通报临床科室及当事人。对处方点评过程中发现的不合理处方应当及时通知医疗管理部门和药学部门。

三、处方点评的方法

(一) 处方点评的组织实施

处方点评工作由医院医疗管理部门和药学部门共同组织实施。根据医院的性质、功能、任务、科室设置等情况,在医院药物与治疗学委员会(组)领导下,建立由医院药学、临床医学、临床微生物学、医疗管理等多学科专家组成的处方点评专家组,为处方点评工作提供专业技术咨询。医院药学部门成立处方点评工作小组,负责处方点评的具体工作,其成员应当具有较丰富的临床用药经验和合理用药知识,具备相应的专业技术任职资格。

(二) 处方点评的工作流程及方法

处方点评工作由处方点评工作小组或临床药学室,按规定比例随机抽取处方,由各科临床药师分析处方,找出不合理用药,填写处方点评相关的表格,向开方医师反馈意见,提出合理用药建议,总结并提出下阶段的工作计划,不断循环,持续改进。

(三) 处方点评样本量的设定

医院药学部门应当会同医疗管理部门,根据医院诊疗科目、科室设置、技术水平、诊疗量等实际情况,确定具体抽样方法和抽样率。

门诊、急诊处方的抽样率应不少于总处方量的1%,且每月点评处方的绝对数应不少于100张。

病房(区)医嘱单的抽样率(按出院病例数计)应不少于1%,且每月点评出院病历绝对数应不少于

30 张。

四、处方点评结果的判定及应用

（一）处方点评结果的判定

1. 不规范处方 有下列情况之一者，应当判定为不规范处方。

（1）处方的前记、正文、后记内容缺项，书写不规范或者字迹难以辨认。

（2）医师签名、签章不规范或者与签名、签章的留样不一致，电子处方无医师的电子签名。

（3）药师未对处方进行审核（处方后记的审核、调配、核对、发药栏目无审核调配药师及核对发药药师签名，或者单人值班调剂而未执行双签名规定）。

（4）新生儿、婴幼儿处方未写日、月龄。

（5）化学药、中成药与中药饮片未分别开具处方。

（6）未使用药品规范名称开具处方。

（7）药品的剂量、规格、单位、数量等书写不规范或不清楚。

（8）用法、用量使用"遵医嘱""自用"等含糊不清的字句。

（9）处方修改未签名并注明修改日期，或者药品超剂量使用未注明原因并未再次签名确认。

（10）开具处方未写明临床诊断或临床诊断书写不全。

（11）单张门、急诊处方超过 5 种药品。

（12）无特殊情况下，门诊处方超过 7 日用量，急诊处方超过 3 日用量；慢性病、老年病或特殊情况下需要适当延长处方用量，但未注明理由。

（13）开具麻醉药品、精神药品、医疗用毒性药品、放射性药品等特殊管理药品处方未执行国家有关规定。

（14）医师未按照抗菌药物临床应用管理规定开具抗菌药物处方。

（15）中药饮片处方的药品未按照"君、臣、佐、使"的顺序排列，或未按要求标注药品脚注（如加工、煎煮方法等特殊要求）。

2. 用药不适宜处方 有下列情况之一者，应当判定为用药不适宜处方。

（1）适应证不适宜。

（2）遴选的药品不适宜，有用药禁忌。

（3）药品剂型或给药途径不适宜。

（4）无正当理由不首选国家基本药物。

（5）用法、用量不适宜。

（6）联合用药不适宜。

（7）重复用药。

（8）有配伍禁忌或者不良药物相互作用。

（9）其他用药不适宜情况。

3. 超常处方 有下列情况之一者，应当判定为超常处方。

（1）无适应证用药。

（2）无正当理由开具高价药。

（3）无正当理由超说明书用药。

（4）无正当理由为同一患者同时开具 2 种以上药理作用机制相同的药物。

（二）处方点评结果的应用

1. 教育和培训 医院药学部门会同医疗管理部门对处方点评工作小组提交的点评结果进行审核，定期公布处方点评结果，通报存在的问题及其危害性，达到教育和培训的目的。

2. 持续改进质量 对医院在药事管理、处方管理、临床用药方面存在的问题进行汇总与分析，提出质量改进建议并且向药事管理、药物与治疗学委员会、医疗质量管理委员会报告。药事、医疗管理委员会研究并制订有针对性的临床用药质量和药事管理措施,同时责成相关部门和科室落实质量改进措施,提高合理用药水平,保证患者用药安全。

3. 考核和干预 处方点评结果是医院评审评价、医师定期考核指标体系的组成部分,是临床科室及其工作人员绩效考核和年度考核的主要指标之一,是实施奖惩、干预不合理用药的依据。

五、不合理处方的干预

《处方管理办法》规定,医疗机构应当登记并通报不合理处方,对不合理用药及时予以干预。根据处方点评结果,对不合理处方进行干预,包括卫生行政部门和医院内部的行政处理。

1. 通报不合理处方 根据处方点评结果,通报不合理处方,对开具不合理处方的医师进行教育、批评。

2. 及时纠正严重错误处方 发现可能造成患者损害的处方,医疗部门应当及时予以纠正,药学部门应当立即停止调配,以防止损害的发生。

3. 医院内部的处理

(1)对出现超常处方 3 次以上且无正当理由的医师提出警告,限制其处方权;限制处方权后,仍连续 2 次以上出现超常处方且无正当理由者,取消其处方权。

(2)对不按照规定开具处方或者不按照规定使用药品造成严重后果者,取消其处方权。

(3)取消违反《麻醉药品和精神药品管理条例》规定开具处方或使用药品的医师的麻醉药品和第一类精神药品的处方资格。

(4)一个考核周期内出现 5 次以上开具不合理处方者应当认定为医师定期考核不合格,需离岗参加培训。

4. 行政处罚 对未按照《处方管理办法》开具药品处方者,由县级以上卫生行政部门给予警告或者责令暂停 6～12 个月执业活动,情节严重者吊销其执业证书;违反《麻醉药品和精神药品管理条例》规定,造成严重后果者由原发证部门吊销医师、药师执业证书。

任务四　处方调配差错的防范与处理

药师在处方调配过程中一定要认真细致,做到万无一失,要严防或减少差错事故的发生。一旦发生差错事故,将会给患者造成不同程度的伤害,轻则延误疾病的治疗,对患者的精神和身体造成伤害,导致患者住院或延长住院时间;重则导致患者永久性伤害,甚至导致患者生命垂危和死亡。

一、处方调配差错出现的原因

药师在处方调配过程中出现差错的原因有以下几点。

1. 工作责任心不强 工作粗心,过于自信,注意力不集中,业务不熟练。

2. 药品摆放不合理 未按照药品分类要求摆放药品、陈列不到位、药品摆放混乱等容易导致调配错误。因此,合理地布局药架、科学地摆放药品,可以有效提高调配速度,降低调配差错率。

3. 处方辨识不清 面对字迹模糊的处方,由药师的假设和猜想导致的调配差错。

4. 药名相似 药名相似是调配差错出现原因中最多见的一种,如将阿糖腺苷错认为阿糖胞苷。处方中容易混淆的中文药名见表 1-5。

表 1-5　处方中容易混淆的中文药名对照表

药品	易与之混淆药品
病毒唑(利巴韦林,抗病毒药)	病毒灵(吗啉胍,抗病毒药)
潘生丁(双嘧达莫,抗心绞痛药)	潘特生(泛硫乙胺,血脂调节药)
氟尿嘧啶(抗肿瘤药)	氟胞嘧啶(抗真菌药)

药品	易与之混淆药品
培洛克（培氟沙星，喹诺酮类抗菌药）	倍他乐克（美托洛尔，β受体阻滞剂）
氟嗪酸（氧氟沙星，喹诺酮类抗菌药）	氟哌酸（诺氟沙星，喹诺酮类抗菌药）
普鲁卡因（局部麻醉药）	普鲁卡因胺（抗心律失常药）
安妥明（氯贝丁酯，血脂调节药）	安妥碘（普罗碘铵，眼科用药）
消心痛（硝酸异山梨酯，抗心绞痛药）	消炎痛（吲哚美辛，非甾体抗炎药）
安坦（盐酸苯海索，抗帕金森病药）	安定（地西泮，抗焦虑药）
异丙嗪（抗组胺药）	氯丙嗪（抗精神病药）
亚思达（阿奇霉素，大环内酯类抗生素）	压氏达（氨氯地平，钙通道阻滞剂）
泰能（亚胺培南-西司他丁，β-内酰胺类药物）	泰宁（卡比多巴-左旋多巴，抗帕金森病药）
阿糖腺苷（抗病毒药）	阿糖胞苷（抗肿瘤药）
安可欣（头孢呋辛，头孢菌素类抗菌药）	安可米（扎鲁司特，白三烯受体阻断药）
特美肤（丙酸氯培他松，糖皮质激素）	特美汀（替卡西林-克拉维酸钾，β-内酰胺类药物）
雅司达（对乙酰氨基酚，非甾体抗炎药）	压氏达（氨氯地平，钙通道阻滞剂）
阿拉明（间羟胺，抗休克的血管活性药）	可拉明（尼可刹米，中枢神经兴奋药）
克林霉素（林可霉素类抗生素）	克拉霉素（大环内酯类抗生素）

5. 药品外观相似 同一厂家的不同药品包装、颜色以及字号相近，易导致调配差错。

二、处方调配差错的常见类型

1. 审方错误 由于医师不了解药品名称、剂量、用法、规格、配伍变化，或者由于医师匆忙而导致开具错误的处方，药师未能审核出错误而依照错误处方调配给患者使用。

2. 调配错误 处方没有错误，但调配人员调配了错误的药品。包括：①将 A 种药品调配成了 B 种药品；②规格错误；③剂量错误；④剂型错误。

3. 标示错误 调配人员在药袋、瓶签等容器上标示患者姓名以及药品名称、用法、用量时发生错误；或张冠李戴，致使患者错拿他人药品。

4. 其他错误 如配发变质失效的药品；或特殊药品未按国家有关规定执行管理措施，造成流失者；或擅自脱岗，延误急危重症患者的抢救用药等行为。

三、处方调配差错的防范

药师要清醒认识到自己在药品调配和发药过程中的地位和作用，增强责任心并集中注意力，以减少和预防调配差错的发生。

（一）加强药品货位管理

（1）药品的码放应有利于药品调配。在分类摆放四大原则的基础上，按药理作用或临床用途分类摆放，同类药品可按化学结构分类，不宜经常调换位置，应确保药品与货架上的标签严格对应（药品名称、规格）。

（2）注意易混淆药品的摆放。相同品种而不同规格的药品应分开码放，包装相似或读音相似的药品应分开码放。

（3）在易发生差错的药品码放的位置上，可加贴醒目的警示标签，以便药师在调配时注意。

（4）定期检查药品有效期，做到先进先出，近效期先出，避免出现发放过期药品的情况。

（二） 制订调配岗位操作规程

（1）调配处方前应先读懂处方中药品名称、剂型、规格与数量，有疑问时绝对不可猜测，可咨询上级药师或与处方医师电话联系。

（2）处方应按药名顺序依次调配，以免发生差错。

（3）张贴标签时再次与处方逐一核对。

（4）如果核对人发现调配错误，应将药品和处方退回配方人，并提示配方人注意改正。

（三） 制订发药岗位操作规程

（1）认真审方，严格执行"四查十对"。

（2）确认患者身份，以确保药品发给相应的患者。

（3）对照处方逐一向患者交代每种药品的使用方法，有助于发现并纠正调配和发药差错。

（4）对理解服药标签有困难的患者或老年人，需耐心仔细地说明药品的用法并辅以更详细、明确的服药标签。

（5）在承接的用药咨询服务中提示或确认患者及家属了解药品的用法。

（四） 制订明确的差错防范措施

（1）制订药品调配的标准操作规程，提醒工作人员注意操作要点。

（2）保证轮流值班人员的数量，减少由于疲劳而导致的调配差错。

（3）发生差错后，及时分析和检查出现差错的原因和造成的后果，采取有效弥补和处理措施，坚决规避类似差错发生。

（4）合理安排人力资源，调配高峰时间适当增加调配人员。管理和辅助工作可安排在非调配高峰时间。

四、处方调配差错的处理和报告

（一） 处方调配差错的处理

发现处方调配差错后要及时根据差错的后果做出相应的处理措施。

（1）建立本单位的差错处理预案。

①患者在取药窗口发现调配差错时，应立即予以更换，并真诚道歉。

②患者离开取药窗口后又返回药房投诉发药错误时，首先应判断投诉的真实性，确认是调配差错后，根据患者是否服用错发药品及其造成后果的严重性分别做出如下处理。

a.如果患者没有服用错发的药品，要向患者真诚道歉，并用正确的药品换回错发药品。

b.如果患者错服了维生素、微量元素、OTC等药品，在赔礼道歉的同时，应向患者耐心解释，告知患者错服此类药品对其身体无伤害，将正确的药品发给患者并将错发药品换回；对于患者有自觉临床症状者应及时带其看医师并给予积极治疗。

c.如果患者错服了强心苷、降糖药、抗肿瘤药、利尿药和激素等高危药品，要根据患者服用药量、自身的症状及药品不良反应进行分析，确认该药对患者的伤害及损害程度，对于无明显不适者，在赔礼道歉的同时将正确的药品发给患者并将错发药品换回；对于有症状的患者，应详细询问患者目前症状，及时告知医师并请医师给予相应的诊疗。其间药师应全力配合。

差错一经证实，药房负责人在积极处理的同时，应立即向科主任及科质量管理组织汇报。任何隐瞒、个人私下与患者达成协议的做法都是错误的。

（2）根据差错造成后果的严重程度，采取不同的处理措施，如请相关医师帮忙救助，到病房或患者家中更换、致歉、随访以取得谅解。

（3）若遇到患者自己用药不当而请求帮助时，应积极提供救助指导和用药教育。

（4）认真总结经验教训，平时发现有调配缺陷时应及时分析，不能轻易放过。应按岗位责任层层把关，堵塞漏洞。认真吸取差错教训，秉持"差错原因未找准不放过、责任者未接受教训不放过、防范措施未定好不放过"的原则。

（二）处方调配差错的报告

差错发生后当事人应立即报告小组负责人,由小组负责人、质量负责人及当事人对差错进行全面调查,并向主管领导和主管部门提交一份"处方调配差错报告"。其内容如下。

（1）确认发现调配差错的过程。

（2）确认差错发生的原因、过程、细节。

（3）科室和患者的处理意见、当事人的文字说明。

（4）调配工作的整改措施。

（5）处方的复印件。

常见疾病的用药指导

任务一　感冒的用药指导

扫码
看 PPT

学习目标

1. 掌握　感冒的用药指导和健康教育。
2. 熟悉　常用感冒药的适应证、不良反应、服用方法及储存养护。
3. 了解　感冒的分类、症状及诊断。

案 例 引 导

患者,女,50岁,近来由于工作加班过度疲劳,昨天淋雨,当晚就出现微热、头痛、全身酸痛、乏力,同时打喷嚏、鼻塞、流鼻涕、咽痛、咽干,有轻微干咳等症状。此案例经诊断为普通感冒。

问题思考

1. 临床上治疗感冒的药品有哪些?
2. 怎样对该患者进行用药指导及健康教育?

一、有关疾病的信息

（一）感冒的分类

普通感冒是一种常见的呼吸道感染性疾病,是多由鼻病毒、腺病毒、疱疹病毒等病毒引起的一种呼吸道常见病、多发病,一年四季均可发生,但多发于初冬及季节转换时段,不同季节的感冒致病病毒并非完全一样。普通感冒传染性弱,一般多为散发,不会发生聚集性传播。

流行性感冒(简称流感)症状比较严重,全身酸痛、高烧可达 40 ℃,突然发病,需要进行抗病毒的药物治疗,也需要进行输液等对症支持治疗。一般好发于秋冬和冬春季节,传染性较强,多为聚集性传播。老年人和儿童如果得不到及时治疗,易引发肺炎等严重并发症。

（二）临床表现

1. 病因　感冒的病因主要是细菌或者病毒感染,不良的生活习惯也可引发感冒。如不随着早晚和季节温差变化而及时增减衣物、夏天在空调屋内逗留时间较长及温差过大、小儿偏食、免疫力下降等也能引起感冒,此外,患者体质较弱、过度疲劳等也是感冒的明显诱因。

2. 主要症状与体征　普通感冒一般不发热,少数患者有低热,一般不超过 38.5 ℃。早期症状以呼吸道卡他症状为主,全身症状明显,身体倦怠、酸痛,头痛头晕、腹胀腹痛、打喷嚏、流鼻涕、鼻塞、咽干咽痛,有时伴有咳嗽或有痰。流行性感冒症状会比较严重,全身酸痛、高烧可达 40 ℃。

3. 理化诊断　感冒时外周血常规白细胞正常或偏低,淋巴细胞比例偏高。结合血常规结果,根据临床症状、体征即可判断。

4. 并发症　感冒常见并发症是呼吸道感染合并细菌感染,以对症治疗和抗细菌治疗为主。

传统中医中药对感冒的认识和治疗

传统中医中药文化博大精深,源远流长。中医对感冒认识由来已久,《黄帝内经》和《伤寒论》都有记录。但那时并未提及现在所说的流行性感冒,在明末吴又可的《温疫论》里,吴又可发现了戾气。中医认为感冒一般可分为风寒感冒与风热感冒两大类。这两种感冒的病因病机、症状、治疗原则及用药差别很大。

风寒感冒是风寒之邪外袭、肺气失宣所致。症状可见恶寒重、发热轻、无汗、头痛身痛、鼻塞流清涕、咳嗽吐稀白痰、口不渴或渴喜热饮、苔薄白。治法应以辛温解表为主。常选用麻黄、荆芥、防风、苏叶等解表散寒药。

风热感冒是风热之邪犯表、肺气失和所致。症状可见发热重、微恶风、头胀痛、有汗、咽喉红肿疼痛、咳嗽、痰黏或黄、鼻塞流黄涕、口渴喜饮、舌尖边红、苔薄白微黄。治法应以辛凉解表为主。常选用菊花、薄荷、桑叶等。

二、有关药物的信息

感冒症状不同,药物选择也不同。发热患者可选用解热镇痛抗炎药,鼻塞、流鼻涕患者可选用血管收缩剂、抗组胺药,咳嗽患者可适当配以镇咳药。

(一) 典型药物

贝 诺 酯

本品为对乙酰氨基酚与乙酰水杨酸的酯化产物,是一种新型解热镇痛抗炎药,体外无活性,进入人体经吸收代谢为阿司匹林和对乙酰氨基酚后发挥作用。

【适应证】

用于治疗普通感冒或者流行性感冒所导致的发烧、头痛、咽痛、肌肉酸痛,也可以用来缓解轻到中度的各种疼痛,比如头痛、偏头痛、神经痛、肌肉痛、关节痛、痛经。

【用药注意事项】

(1) 不能超量使用,不能过于频繁使用,因为超量使用或者频繁使用,会使不良反应明显增加。

(2) 贝诺酯片只是对症的药物,对于感冒或者流行性感冒的病因本身没有任何的治疗作用。如果一旦用药以后体温下降,停药以后又复发,反复发生应该及时到医院就诊,明确发热原因,针对病因进行积极治疗。

(3) 可引起呕吐、烧心(胃灼热)、便秘、嗜睡及头晕等。用量过大可致耳鸣、耳聋。肝、肾功能不全患者和乙酰水杨酸过敏者慎用。

(4) 药品用量详见药品说明书或遵医嘱。

双扑伪麻(分散片、胶囊)

本品属于解热镇痛抗炎药的复方制剂,主要包括对乙酰氨基酚、盐酸伪麻黄碱、马来酸氯苯那敏。对乙酰氨基酚能抑制前列腺素合成,具有解热镇痛的作用;盐酸伪麻黄碱具有收缩上呼吸道毛细血管的作用,能消除鼻咽部黏膜充血,减轻鼻塞症状;马来酸氯苯那敏为抗组胺药,具有较强的抗组胺及镇静作用,能进一步减轻由感冒引起的鼻塞、流鼻涕等症状。

【适应证】

用于普通感冒及流行性感冒引起的发热、头痛、周身四肢酸痛、打喷嚏、流鼻涕、鼻塞、咽痛等症状。

【用药注意事项】

(1)常见不良反应为轻度嗜睡、头晕、困倦、口干、恶心、多汗、皮疹等。

(2)服用本品期间禁止饮酒,与其他解热镇痛药同用,可增加肾毒性的危险。

(3)双扑伪麻分散片的一日剂量不得超过 4 片,双扑伪麻胶囊的一日剂量不得超过 8 粒。

(4)对本品成分过敏者、机动车驾驶员、机器操作者以及高空作业者工作期间禁用。

(5)心脏病、高血压、糖尿病、前列腺肥大、甲状腺疾病等患者以及老年人使用本品前请咨询医师或药师。

(6)孕妇、哺乳期妇女及肝、肾功能不全者慎用。

(7)药品用量详见药品说明书或遵医嘱。

氨酚美伪麻片与苯酚伪麻片

本品属于解热镇痛抗炎药的复方制剂。日用片为氨酚美伪麻片,包括对乙酰氨基酚、盐酸伪麻黄碱、氢溴酸右美沙芬;夜用片为苯酚伪麻片,包括对乙酰氨基酚、盐酸伪麻黄碱、盐酸苯海拉明。

本品中的氢溴酸右美沙芬能抑制咳嗽延髓中枢而起镇咳作用;盐酸苯海拉明为抗组胺药,能进一步减轻鼻塞、流鼻涕、打喷嚏等症状,并有镇静安眠作用。

【适应证】

用于缓解普通感冒及流行性感冒引起的发热、头痛、周身四肢酸痛、鼻塞、流鼻涕、打喷嚏、咳嗽等症状。

【用药注意事项】

(1)对本品成分过敏者禁用,服药期间禁止饮酒。

(2)夜用片服用后,不得驾驶车、船、飞机,操作机器设备及进行高空作业。

(3)心脏病、高血压、哮喘、甲状腺疾病、糖尿病、前列腺肥大等患者使用前请咨询医师或药师。

(4)其他注意事项同双扑伪麻。

(5)药品用量详见药品说明书或遵医嘱。

对乙酰氨基酚

对乙酰氨基酚又名扑热息痛,属于苯胺类的解热镇痛药。

【适应证】

本品用于普通感冒或流行性感冒引起的发热、头痛、肌肉酸痛,也用于缓解轻、中度疼痛如头痛、关节痛、偏头痛、牙痛、肌肉痛、神经痛、痛经等。

【用药注意事项】

(1)本品偶致皮疹、荨麻疹、药热及粒细胞减少。长期大量用药会导致肝、肾功能异常。

(2)本品不能消除病因,只能对症缓解症状,故而不得连续长期使用。

(3)不能同时服用其他含有解热镇痛药的复方制剂。

(4)服用本品期间不得饮酒或含有酒精的饮料,长期酗酒的患者慎用本品。

(5)对本品过敏者禁用;过敏体质者慎用;肝、肾功能不全者慎用。

(6)儿童请按照药品说明书使用。

(7)药品用量详见药品说明书或遵医嘱。

奥 司 他 韦

奥司他韦能够抑制甲型和乙型流行性感冒病毒的神经氨酸酶活性,通过抑制被感染细胞释放病毒,减少甲型和乙型流行性感冒病毒的传播,从而起抗病毒作用。

【适应证】

本品用于成人和 1 岁及以上儿童的甲型和乙型流行性感冒的治疗;成人和 13 岁及以上青少年的甲型和乙型流行性感冒的预防。

【用药注意事项】

(1)对本品过敏者禁用。

(2)在使用本品治疗期间,应该对患者的自我伤害和谵妄事件等异常行为进行密切监测。

(3)奥司他韦不能取代流行性感冒疫苗。

(4)对肌酐清除率为 $10\sim30$ mL/min 的患者,用于治疗和预防的推荐剂量应进行调整。奥司他韦不推荐用于肌酐清除率小于 10 mL/min 的患者和严重肾衰竭需定期进行血液透析和持续腹膜透析的患者。

(5)除非临床需要,在使用减毒活流行性感冒疫苗 2 周内不应服用奥司他韦,在服用奥司他韦 48 h 内不应使用减毒活流行性感冒疫苗。

(6)药品用量详见药品说明书或遵医嘱。

布 洛 芬 颗 粒

布洛芬颗粒,西药名。本品为解热镇痛抗炎药(非甾体抗炎药),用于减轻中度疼痛,如关节痛、神经痛、肌肉痛、偏头痛、牙痛,也可用于减轻普通感冒或流行性感冒引起的发热。

【适应证】

本品可用于减轻中度疼痛,如关节痛、神经痛、肌肉痛、偏头痛、牙痛,也可用于减轻普通感冒或流行性感冒引起的发热。

【用药注意事项】

(1)避免与其他非甾体抗炎药,包括选择性 COX-2 抑制剂合并用药。

(2)对本品及其他解热镇痛抗炎药过敏者禁用。

(3)孕妇及哺乳期妇女禁用。

(4)当药品性状发生改变时禁用。

(5)如服用过量或发生严重不良反应,应立即就医。

(6)肾功能不全、高血压、心功能不全、消化性溃疡、血友病或其他出血性疾病(包括凝血或血小板功能异常)的患者,使用前必须咨询医师或药师。

(7)用药期间如出现胃肠道出血,肝、肾功能损害,视力、听力障碍,血常规异常,应立即停止用药。

(8)儿童必须在成人监护下使用。

(9)请将此药品放在儿童不能接触的地方。

(10)本品为对症治疗药,用于止痛不得超过 5 日,用于解热不得超过 3 日,症状不缓解,请咨询医师或药师。

(11)根据控制症状的需要,在最短治疗时间内使用最低有效剂量,可以使不良反应降到最低。

(12)在使用所有非甾体抗炎药治疗的过程中,可能出现胃肠道出血、溃疡和穿孔等不良反应,其风险可能是致命的。这些不良反应可能伴有或不伴有警示症状,也无论患者是否有胃肠道不良反应史或严重的胃肠道病史。既往有胃肠道病史(溃疡性大肠炎、克罗恩病)的患者应谨慎使用非甾体抗炎药,以免病情恶化。当患者服用该药发生胃肠道出血或溃疡时,应停药。老年患者使用非甾体抗炎药出现不良反应的概率增加,尤其是胃肠道出血和穿孔,其风险可能是致命的。

(13)针对多种 COX-2 选择性或非选择性 NSAIDs 药物持续时间达 3 年的临床试验显示,本品可能引起严重心血管血栓性不良事件、心肌梗死和中风的风险增加,其风险可能是致命的。所有的 NSAIDs,包括 COX-2 选择性或非选择性药物,可能有相似的风险。有心血管疾病或心血管疾病危险因素的患者,其风险更大。即使既往没有心血管疾病的症状,医师和患者也应对此类事件的发生保持警惕。应告知患者严重的心血管症状和(或)体征以及如果发生应采取的步骤。

患者应该警惕诸如胸痛、气短、无力、言语含糊等症状和体征,而且当有上述症状或体征发生后应该马上寻求医师的帮助。

(14)和所有非甾体抗炎药(NSAIDs)一样,本品可导致新发高血压或使已有的高血压症状加重,可导致心血管事件的发生率增加。服用噻嗪类或髓袢利尿剂的患者服用非甾体抗炎药时,可能会影响这些药物的疗效。高血压患者应慎用非甾体抗炎药,包括本品。在开始本品治疗和整个治疗过程中应密切监测血压。

(15)有高血压和(或)心力衰竭(如液体潴留和水肿)病史的患者应慎用。

(16)本品可能会引起致命的、严重的皮肤不良反应,如剥脱性皮炎、Stevens-Johnson 综合征(SJS)和中毒性表皮坏死溶解症(TEN)。这些严重事件可在没有征兆的情况下出现。应告知患者严重的皮肤不良反应的症状和体征,在第一次出现皮肤皮疹或过敏反应的其他征象时,应停用本品。

(二) 药物治疗原则

(1)解热镇痛药用于感冒属对症治疗,并不能根除疾病的致热原因。用于解热连续使用不超过 3 日,用于止痛不超过 5 日,症状未缓解请咨询医师或药师。

(2)应用解热镇痛药时,应严格掌握用量,避免滥用,老年人应适当减量,并注意 2 次用药应间隔一定的时间(4～6 h),同时在解热时,为避免大量出汗引起脱水,需多饮水并及时补充电解质。

(3)因胃肠刺激,多数解热镇痛药(肠溶制剂除外)宜在餐后服药,不宜空腹服药。老年人,肝、肾功能不全者,血小板减少症患者,以及有出血倾向、消化性溃疡并发消化道出血或穿孔病史者应慎用或禁用阿司匹林、吲哚美辛,尽量选用对乙酰氨基酚。

(4)过敏体质患者使用阿司匹林后可能发生皮疹、血管性水肿、哮喘等反应,应当慎用。鼻息肉患者禁用阿司匹林。

(5)阿司匹林、对乙酰氨基酚可通过胎盘屏障,故应考虑到孕妇使用本品后可能对胎儿造成的不良影响。布洛芬用于晚期妊娠可使孕期延长,孕妇及哺乳期妇女不宜用。

(6)此类药物中大多数彼此之间有交叉过敏反应。

三、健康教育

(一) 非药物治疗原则

(1)发热时宜注意控制饮食,多喝水、果汁,补充能量、蛋白质和电解质,少吃难以消化的高油脂食物;发热期间宜多休息,在夏季要注意调节室温,保持充分的睡眠。

(2)平时应坚持体育锻炼,以增强体质,提高自身免疫力;室内通风良好,经常用凉水洗脸,提高耐寒能力;根据季节变换及时增减衣物,注意保暖。

(二) 辅助治疗方法

对高热者可采取物理降温,如用冰袋和凉毛巾冷敷,或用 50% 的酒精擦拭四肢、胸背、头颈部以帮助退热。对伴有咳嗽者可酌情使用镇咳药。

(三) 就医提示

如用药后发热持续 3 日不退,或伴有寒战、胸痛、咳嗽;儿童发热在 39 ℃以上,并且神志不清;伴有严重疼痛、频繁呕吐;长期反复发热或有不明原因的发热时,应去医院就诊。

知识拓展

普通感冒、流行性感冒、上呼吸道感染的区别,见表2-1。

表2-1 普通感冒、流行性感冒、上呼吸道感染的区别

内容	普通感冒	流行性感冒	上呼吸道感染
病原体	鼻病毒、腺病毒等	流行性感冒病毒	常为细菌
传染性	弱	强	无
传染范围	多为散发	常发生大流行	无流行性
传染方式	飞沫传染	飞沫传染	一般不传染
主要症状	早期以呼吸道卡他症状为主	突发高热、寒战、浑身酸痛等	起病缓慢、咽痛、咳嗽或间伴有痰液,发热
并发症	呼吸道细菌感染	呼吸道细菌感染	—
治疗方案	对症治疗为主 抗细菌治疗基本无效	对症治疗为主 抗细菌治疗基本无效	抗细菌治疗为主

四、技能训练

利用所学的知识,小组合作完成以下技能训练,学生可分角色扮演感冒患者和药学人员,以问答的形式进行模拟训练,共同探讨研究感冒的用药指导。

(1)感冒患者自述。

(2)药师进行用药指导相关信息的查询。

(3)完成"案例展示"中相关药物的用药指导。

 案 例 展 示

案例

一位顾客进入药店。

药师上前询问:"您好!请问需要些什么?"

顾客说:"我感冒了,想买点感冒药。"

药师关切地问:"请问您有哪些主要症状,流鼻涕吗?有没有发热?"

顾客边擤鼻涕边说:"我鼻塞很严重,流鼻涕,感觉怕冷。"

药师说:"鼻涕是清水样的?还是黄稠状的?

顾客说:"是清水样的。"

药师问:"哦,那么您的喉咙痛吗?有咳嗽吗?"

顾客说:"我喉咙一直觉得干、痒,但不痛,也没有咳嗽。"

药师说:"这些症状都是刚起来的吗?"

顾客说:"是的,好像昨晚上着凉了。"

药师说:"哦,从你目前的症状来看应该属于风寒感冒。"

顾客说:"风寒感冒啊!那我该吃些什么药呢?"

药师说:"吃药后如有疲乏、瞌睡现象会对你的工作造成影响吗?"

顾客说:"会的,我是驾驶员,要开车的。"

药师说："哦,那么你最近是否还在服用其他药物?还有你平时血压正常吗?"

顾客说："没有服用其他药物,我的血压一直都是正常的。"

药师说："好的。根据你目前的情况,你可以选择布洛伪麻片和风寒感冒颗粒同时服用,布洛伪麻片早、中、晚各一片,风寒感冒颗粒早、中、晚各一袋,温开水冲服。"药师带领顾客取药。

顾客拿着药仔细看了看,说："我想好得快些,还有其他需要注意的吗?"

药师说："当然,你需要多喝温开水,注意保暖,饮食要清淡易消化,家里要注意保持通风。"

顾客:"好的,我会注意的,谢谢药师。"

顾客拿着药去收银台付款。

案例点评

普通感冒常在季节交替时和冬、春季节发病,起病较急。早期症状主要以呼吸道卡他症状为主,可有打喷嚏、鼻塞、流清水样鼻涕,初期也可有咽部不适或咽干、咽痒或烧灼感;2日后变为流黏稠鼻涕,可有咽痛或声音嘶哑,有时由于咽鼓管炎可出现听力减退,也可出现流泪、味觉迟钝、呼吸不畅、咳嗽、咳少量痰等症状;一般无发热及全身症状,或仅有低热。

感冒的治疗包括以下几个方面。

(1)治疗成人感冒症状的有效药物有非处方解热镇痛药、含或不含抗组胺药的减轻鼻黏膜充血药和锌制剂。

(2)治疗儿童感冒症状安全而有效的药物与成人不同。有效的药物包括解热镇痛药以及含樟脑、薄荷脑和桉树油的软膏。

(3)特殊人群用药如下。

①肝、肾功能不全者:应选择肝、肾毒性小的药物成分,或注意控制用药剂量或酌情减量使用。

②孕产妇:在物理降温、充足补水及病因治疗的基础上,慎用对乙酰氨基酚。

③心脑血管疾病患者:心脑血管疾病患者常用阿司匹林作为二级预防用药,故建议使用对乙酰氨基酚解热、镇痛,不建议使用其他非甾体抗炎药。也不建议使用口服减轻鼻黏膜充血药麻黄碱。

感冒的预防包括以下几个方面。

(1)良好的手卫生是预防儿童和成人急性上呼吸道感染最有效、最实用的方法。每天应多次使用洗手液或肥皂洗手,每次时间 $15\sim30$ s。

(2)密切接触会有传播普通感冒的可能,故要注意相对隔离。年老体弱易感者应注意防护。感冒流行时应戴口罩,避免出入人多的公共场合。

任务二 咳嗽的用药指导

学习目标

1.掌握 咳嗽的用药指导和健康教育。

2.熟悉 常用咳嗽药的适应证、不良反应、服用方法及储存养护。

3.了解 咳嗽的分类、症状及诊断。

扫码
看PPT

案例引导

患者,男,35岁,秋冬时节,淋雨后受凉,最近频繁出现咳嗽,咽喉无肿痛,无痰,医院CT检查肺部无异常发现,血常规正常。此案例经诊断为寒冷刺激引起的咳嗽。

问题思考

1. 治疗咳嗽的药物可分为哪几类?

2. 如何对该患者进行用药指导?

一、有关疾病的信息

（一）咳嗽的分类

咳嗽是人体的一种保护性呼吸反射,同时亦是呼吸系统疾病如感冒、流行性感冒、肺炎、肺结核、支气管炎、哮喘、鼻窦炎等所伴发的常见症状。咳嗽能将呼吸道异物和病理性分泌物排出体外。咳嗽时或伴有痰液,痰液颜色不同,病因各有差异。咳嗽可分为无痰干咳和有痰咳嗽两种。

（二）临床表现

1. 病因　许多因素可以导致咳嗽或咳痰,咳嗽常是许多复杂因素综合作用的结果。如尘螨、花粉、真菌、动物毛屑、青霉素、蛋白酶、甲醛、甲酸等均可刺激机体引起咳嗽。此外,药物、呼吸道感染等疾病、气候变化及剧烈运动等也是引起咳嗽的常见病因。

2. 主要症状与体征　因咳嗽病因、时间、性质等不同,咳嗽的临床表现也不同。普通感冒的咳嗽多为轻咳、干咳,有时伴有少量薄白痰;上呼吸道感染时咳嗽多伴有发热,黄色黏痰提示有细菌性感染;剧烈咳嗽伴有胸痛常见肺炎、胸膜炎、支气管肺癌等。

3. 理化诊断　咳嗽是许多疾病的一种非特异性症状,临床上确诊时必须详细询问病史、全面查体、做胸部X线检查或CT检查,进行气道反应性测定、测定肺功能,进行心电图、纤维支气管镜及一些特殊检查以排除一些可以引起慢性、顽固性咳嗽的其他疾病,确诊咳嗽的病因和类型。

课程思政

传统中医中药对咳嗽的认知

按中医理论,咳嗽可分为热咳、寒咳、伤风咳嗽和内伤咳嗽。选用中药止咳糖浆时,因药性不同,也有寒、热、温、凉之分,须对症服用。蛇胆川贝液具有祛风镇咳、除痰散结之功效,主治风热咳嗽、咳嗽多痰等症,对于风寒引起的咳嗽、咯白稀痰、夜重日轻者切勿使用。复方枇杷膏,具有清肺、止咳、化痰之功效,适用于风热咳嗽、咽喉干燥、咳嗽不爽等。鲜竹沥药性偏寒,有清热润肺、化痰止咳作用,适用于燥咳及痰黄带血者,风寒咳嗽则不宜服用。消咳喘药性偏热,不能用于小儿的发热咳嗽、痰黄带血者。此外,百日咳糖浆药性偏温,用于伤风感冒引起的咳嗽比较适宜,如果是风热感冒引起的咳嗽,则不可服用。虚证咳嗽多为慢性咳嗽,且咳嗽无力,并伴虚弱多汗,四肢发凉,此时宜用桂龙咳喘丸、固肾咳喘丸等。还有一种临床上比较常用的止咳药——伤风止咳糖浆,也叫非那根糖浆,以止咳为主,兼顾化痰,并有镇静作用,适用于夜间咳嗽多痰及由过敏引起的支气管炎等,小儿要掌握好剂量。

二、有关药物的信息

在一般情况下,对轻度而不频繁的咳嗽,只要将痰液或异物排出,就可自然缓解,无须应用镇咳药。但对无痰而剧烈的干咳,或有痰而过于频繁的剧咳,应适当应用镇咳药,以缓解咳嗽。出现黄色痰液,一般预示有细菌感染,应合并使用抗菌药。

（一）典型药物

盐酸苯丙哌林

本品为非成瘾性镇咳药,通过阻断外周感受器的传入神经冲动和抑制咳嗽中枢产生镇咳作用,并具有罂粟碱样平滑肌解痉作用,不抑制呼吸。

【适应证】

主要用于各种原因引起的干咳。首选用于各类刺激性干咳或阵咳。

【用药注意事项】

（1）偶有口干、胃部烧灼感、头晕、嗜睡、食欲不振、乏力和药疹等。

（2）对本品过敏者禁用,孕妇慎用。

（3）本品仅有止咳作用,如咳痰症状明显,不宜使用或联用祛痰药。

（4）服用时需整片吞服,切勿嚼碎,以免引起口腔麻木。

（5）当药品性状发生改变时,禁止使用。

（6）儿童必须在成人的监护下使用。

（7）药品用量详见药品说明书或遵医嘱。

喷托维林

本品属于中枢性镇咳药,主要通过抑制咳嗽中枢产生镇咳作用,对呼吸道黏膜有轻度的局麻作用,对平滑肌有轻度的阿托品样解痉作用。

【适应证】

适用于急性上呼吸道感染引起的无痰干咳和百日咳。

【用药注意事项】

（1）偶有轻度的头痛、头晕、口干、恶心、腹胀、便秘等。

（2）青光眼患者禁用;心功能不全伴有肺淤血患者慎用。

（3）痰多患者应与祛痰药合用。

（4）有报道显示喷托维林可抑制儿童呼吸,故5岁以下儿童不宜使用。

（5）药品用量详见药品说明书或遵医嘱。

右美沙芬

本品为中枢性镇咳药,通过抑制延髓咳嗽中枢起镇咳作用。镇咳强度与可待因相等或略强。治疗剂量不抑制呼吸。长期应用未见成瘾性和耐受性。

【适应证】

用于感冒、急性及慢性支气管炎、支气管哮喘、咽喉炎、肺结核和其他呼吸道感染引起的咳嗽。常与抗组胺药、血管收缩药、解热镇痛抗炎药等组成复方制剂,用于缓解感冒引起的咳嗽、鼻塞、发热等症状。

【用药注意事项】

（1）偶有头晕、轻度嗜睡、口干、便秘等不良反应。

（2）可引起嗜睡,驾车、进行高空作业或操作机器者慎用,孕妇、严重高血压者、有精神病史者禁用。

（3）酒精和其他中枢抑制剂可增强本品的中枢抑制作用。

（4）与奎尼丁、胺碘酮合用,可增加本品的血药浓度,引起毒性反应。

（5）睡前服用,可有效缓解夜间咳嗽。

（6）药品用量详见药品说明书或遵医嘱。

苯佐那酯

本品化学结构与丁卡因相似,故具有较强的局部麻醉作用。对肺牵张感受器及感觉神经末梢有明显抑制作用,可阻断咳嗽反射的传入冲动,产生镇咳作用。本品镇咳作用强度略低于可待因,但不抑制呼吸。

【适应证】

常用于急性支气管炎、支气管哮喘、肺炎、肺癌所引起的刺激性干咳、阵咳等。也可用于支气管镜、喉镜和支气管造影前的咳嗽预防。

【用药注意事项】

(1)有时可引起嗜睡、恶心、眩晕、胸部紧迫感和麻木感、皮疹等不良反应。

(2)服用时勿嚼碎,以免引起口腔麻木。

(3)多痰患者须合用祛痰药。

(4)药品用量详见药品说明书或遵医嘱。

苏黄止咳胶囊

苏黄止咳胶囊由麻黄、紫苏叶、地龙、蜜枇杷叶、炒紫苏子、蝉蜕、前胡、炒牛蒡子、五味子组成。

【适应证】

疏风宣肺,止咳利咽。用于风邪犯肺,肺气失宣所致的咳嗽,咽痒,痒时咳嗽,或呛咳阵作,气急、遇冷空气、异味等因素突发咳嗽或加重咳嗽,或夜卧晨起咳剧,多呈反复发作,干咳无痰或少痰,舌苔薄白等。感冒后咳嗽或咳嗽变异性哮喘见上述证候者。

【用药注意事项】

(1)运动员慎用。

(2)尚无研究数据表明本品对外感发热、咽炎、慢性阻塞性肺疾病、肺癌、肺结核等有效。

(3)尚无研究数据支持本品可用于 65 岁以上和 18 岁以下患者,以及妊娠期或哺乳期妇女。

(4)尚无研究数据支持本品可用于儿童咳嗽变异性哮喘。

(5)高血压、心脏病患者慎服。

(二) 药物的治疗原则

(1)对频繁、剧烈无痰干咳及刺激性咳嗽,尤其是胸膜炎伴胸痛的咳嗽患者,可考虑应用可待因。

(2)对呼吸道有大量痰液患者,可及时联用司坦类黏液调节剂如羧甲司坦或祛痰剂如氨溴索,以降低痰液黏度,使痰液易于排出。

(3)细菌感染引起的咳嗽,在应用镇咳药的同时应注意控制感染,凭医师处方或遵医嘱服用抗菌药(青霉素类、磺胺类、氟喹诺酮类),消除炎症;或配以抗过敏原(抗组胺药、肾上腺皮质激素)的治疗措施,使镇咳药收到良好的效果。

三、健康教育

(一) 非药物治疗原则

注意休息,注意保暖,戒除饮酒,忌吸烟,忌食有刺激性或辛辣食物。

(二) 就医提示

对持续 1 周以上,并伴有发热、皮疹、哮喘及肺气肿症状的咳嗽,应及时去医院就诊。镇咳药连续口服 1 周,症状未缓解或消失应向医师咨询。

知识拓展

不同病因引起的咳嗽症状不同

感冒所伴随咳嗽多为轻咳或干咳,有时可见有少量的薄白痰;流行性感冒后咳嗽多为干咳或有少量的薄白痰,并伴有背痛、发热、头痛、咽喉痛;百日咳多发于儿童,为阵发性剧烈痉挛性咳嗽,当痉挛性咳嗽终止时伴有鸡鸣样吸气吼声,病程长达2～3个月;支气管哮喘发作前常有鼻塞、流鼻涕、打喷嚏、咳嗽、胸闷等先兆,继之反复性喘息、胸闷、连续性咳嗽、呼气性呼吸困难、哮喘并有哮鸣音,继而咳痰,痰液多为白色、黄色或淡黄色;支气管扩张常有慢性咳嗽,有大量脓痰及反复咯血;肺结核各型结核可出现低热或高热、消瘦、轻咳、胸痛、盗汗、心率加快、食欲差等症状,少数人有呼吸音减弱,偶可闻及干性或湿性啰音,有黄绿色痰液;肺炎所伴随咳嗽起病突然,伴随有高热、寒战、胸痛、吐铁锈色痰。

四、技能训练

利用所学的知识,小组合作完成以下技能训练,学生可分角色扮演咳嗽患者和药学人员,以问答的形式进行模拟训练,共同探讨研究咳嗽的用药指导。

(1) 咳嗽患者自述。

(2) 药师进行用药指导相关信息的查询。

(3) 完成"案例展示"中相关药物的用药指导。

 案 例 展 示

案例

一位顾客伴随着咳嗽声走进店里,眼睛在柜台间扫视。

药师走上前问:"请问您需要咳嗽药吗?"

顾客说:"是的,我咳嗽得很厉害,都好几天了,唉!睡觉也睡不好。"

药师问:"咳嗽前您是不是得过感冒?"

顾客说:"是的,感冒都没彻底好就又开始咳嗽,还越咳越严重了。"

药师问:"你咳嗽时有痰吗?"

顾客说:"有的,很多,特别早上起床的时候。"

药师问:"容易咳出吗? 是黄颜色的吗?"

顾客说:"不太容易咳出,是黄色的。"

药师问:"你喉咙痛吗?"

顾客说:"有点,不是很痛,但是咳得肺都感觉热辣辣的。"

药师说:"你目前的咳嗽应该属于热咳,是感冒的并发症。可以配盐酸氨溴索和消炎片一起吃,如果确实晚上咳得特别厉害影响睡眠,我建议您可以再配一瓶强力枇杷露。"药师拿药给顾客看。

顾客看着药问:"这些药我该怎么吃呢?"

药师说:"消炎片是中药清热化痰止咳的,早、中、晚各4片。盐酸氨溴索也是清除痰液的,早、中、晚各2片。强力枇杷露在最后喝,早、中、晚各15 mL,慢慢吞服,等10 min后再喝水。三种药都要在饭后半小时吃。"

顾客说:"有点麻烦啊! 难道不能直接吃点头孢吗?"

药师解释说:"头孢类属于抗生素,需要医师处方才能配的。"

顾客说:"哦,好的。我还是先吃这几个药吧! 那为什么糖浆喝了还要过10分钟后才能喝水呢？"

　　药师耐心解释说："这样可以让药物在咽喉部位直接作用的时间长些,此外,平时你可要多喝水哦。"

　　顾客："哦,明白了,谢谢。"

　　顾客拿着药去收银台。

案例点评

　　咳嗽是人体的一种保护性呼吸反射。由于异物、刺激性气体、呼吸道内分泌物等刺激呼吸道黏膜里的感受器时,冲动通过传入神经纤维传到延髓咳嗽中枢,引起咳嗽。咳嗽是呼吸系统疾病的主要症状,咳嗽无痰或痰量很少为干咳,常见于急性咽喉炎、支气管炎的初期;急性骤然发生的咳嗽,多见于支气管内异物;长期慢性咳嗽,多见于慢性支气管炎、肺结核等。常采用消炎、止咳等治疗方法。

任务三　消化不良的用药指导

扫码
看PPT

学习目标

　　1. 掌握　消化不良的用药指导和健康教育。

　　2. 熟悉　常用消化不良药的适应证、不良反应、服用方法及储存养护。

　　3. 了解　消化不良的分类、症状及诊断。

案 例 引 导

　　患者,男,8岁,国庆节随父母游玩七天,进食过饱,油腻食物摄入量太多,回家后经常感觉饱胀,食欲下降,舌苔厚腻,胃胀,打嗝、排气增多。此案例经诊断为消化不良。

　　问题思考

　　1. 判断患者为何病？依据是什么？

　　2. 如何对该患者进行用药指导？

一、有关疾病的信息

（一）消化不良的分类

　　消化不良是一个比较笼统的概念,是胃部不适的总称,可发生于任何年龄和性别,是由胃动力障碍所引起的疾病,包括胃排空不良的胃轻瘫和胃食管反流。消化不良主要分为功能性消化不良和器质性消化不良。

（二）临床表现

1. 病因　导致消化不良的原因很多。

　　（1）慢性胃炎（萎缩性胃炎）、胃溃疡、十二指肠溃疡、慢性十二指肠炎、慢性胆囊炎、慢性胰腺炎等易引起慢性持续性的消化不良。

（2）进食过饱、油腻食物摄入太多、饮酒过量等可致偶然的消化不良。

（3）药物如阿司匹林、红霉素等有胃肠刺激的药物也能引起消化不良。

（4）感染、月经期、儿童缺乏锌元素、贫血、甲状腺功能减退、恶性肿瘤（尤其在放化疗期间）及慢性肝炎等消耗性疾病也可引起消化不良。

（5）精神因素（感冒、疼痛、抑郁、失眠）也可能会影响消化功能。

（6）老年人常由于胃动力不足，食物在胃内停留时间过长，胃内容物排空速度缓慢而发生功能性消化不良。

2. 主要症状与体征 消化不良的患者进食或食后有腹部不适、腹胀、嗳气、上腹部或胸部钝痛或烧灼样痛、恶心，并常常伴有舌苔厚腻、上腹深压痛、缺乏食欲，对油腻食品尤为反感；经常感觉饱胀或有胃肠胀气感，打嗝，排气增多，有时可出现轻度腹泻；进食、运动或平卧后上腹正中有烧灼感或反酸，并可延伸至咽喉部。

3. 理化诊断 患者近期有暴饮暴食史，或长期食欲下降，对油腻食物反胃，出现舌苔厚腻、腹胀、腹痛等现象。

二、有关药物的信息

消化不良的诱因不同，药物选择侧重不同。由药物、疾病或精神因素引起的消化不良可在使用助消化药物时注重病因治疗；功能性消化不良一般选择胃促动力药。

（一）典型药物

枯草杆菌二联活菌制剂

本品属于微生态制剂，主要包括枯草杆菌、乳酸钙、氧化锌、维生素等。

【适应证】

防治小儿消化不良、食欲不振、营养不良、肠道菌群紊乱引起的腹泻、便秘、腹胀、肠道内异常发酵、肠炎、使用抗生素引起的肠粘连损伤。

【用药注意事项】

（1）冲服时水温不得超过 40 ℃ 。

（2）本品为活菌制剂，不宜与抗生素、吸附剂等同服。

（3）冷藏保存。

（4）药品用量详见药品说明书或遵医嘱。

胃 蛋 白 酶

本品为一种消化酶，其消化作用在 pH 1.6～1.8 时最强，故常与稀盐酸合用。

【适应证】

用于慢性萎缩性胃炎等引起的胃蛋白酶缺乏、消化功能减退或蛋白性食物摄入过多引起的消化不良。

【用药注意事项】

（1）碱性环境中活性减弱，不宜与碱性药物同服。

（2）本品不宜与金属离子同服。

（3）饭时或餐前服用，不宜用热水送服。

（4）药品用量详见药品说明书或遵医嘱。

复合多酶片

本品主要包含胰酶、脂肪酶、蛋白酶、淀粉酶、纤维素酶，可补充机体本身的酶，促进消化液的分泌，增强消化酶的活性。

【适应证】

用于各种原因所致的消化不良。

【用药注意事项】

（1）饭前用水吞服。如未见效，剂量可加倍。

（2）急性胰腺炎和慢性胰腺炎急性发作期禁用。

（3）药品用量详见药品说明书或遵医嘱。

多潘立酮片

本品为苯并咪唑衍生物，为外周性多巴胺受体拮抗药，可直接阻断胃肠道的多巴胺 D_2 受体而起到促进胃肠运动的作用。

【适应证】

由胃排空延缓、胃食道反流、食道炎引起的消化不良，如上腹胀、上腹疼痛、嗳气、肠胃胀气、恶心、呕吐，口中带有或不带有反流胃内容物、胃烧灼感。功能性、器质性、感染性、饮食性、放射性治疗或化疗所引起的恶心、呕吐。

【用药注意事项】

（1）乳糖不耐受、半乳糖血症或葡萄糖和半乳糖吸收障碍的患者禁用。

（2）不宜与抗酸剂或抑制胃酸分泌药物同时服用。

（3）肝功能损害的患者禁用。

（4）药品用量详见药品说明书或遵医嘱。

三、健康教育

（一）非药物治疗原则

当消化不良症状较轻时，可从生活习惯上改变，如保持良好的心情，避免紧张和急躁，进行适当的体育活动，保障足够的睡眠。饮食上应戒烟、戒酒，注重调整饮食如避免进食高脂和辛辣、刺激性食物，慎用非甾体抗炎药等。避免暴饮暴食及睡前进食过量。

（二）辅助治疗方法

对食欲缺乏者可服用增加食欲药，如口服复合维生素 B；对胰腺外分泌功能不足或由胃肠、肝胆疾病引起的消化酶不足者可选用胰酶片，餐前或进餐时服用；对中度功能性消化不良或餐后伴有上腹疼痛、上腹胀、嗳气、胃灼热、恶心、呕吐、早饱症状者可选用多潘立酮片；对慢性胃炎、胃溃疡、十二指肠溃疡等导致的消化不良，可口服抗酸药和胃黏膜保护药；对功能性消化不良伴胃灼热、嗳气、恶心、呕吐、早饱、上腹胀者可选用莫沙必利、依托必利，餐前服用。

（三）就医提示

当患者发生消化不良时，首先应该去医院，排除器质性疾病，然后改变不良的生活、饮食习惯，并可根据病因、症状的不同，针对性地选择治疗药物。当疗效不佳或仍有症状反复发生时，应及时就诊，必要时还须重复检查，以免漏诊。尤其是伴有腹部疼痛、发热、尿色深等症状可能意味着患有慢性胆囊炎、胃溃疡或肝炎，应及时去医院就医。

知识拓展

消化不良很常见，主要表现为上腹胀、腹痛、嗳气、食欲缺乏，甚至恶心、呕吐等上腹不适。很多患者不把消化不良当成疾病来重视，事实上，很多消化不良患者同时伴有焦虑、失眠、抑郁、乏力、头痛等其他功能性症状，易误诊为神经症或精神症。此外，早期胃癌基本无症状或仅有上腹不适、反酸、嗳气等非特异性消化不良症状，发病原因与环境、遗传、饮食等因素有关，腌制蔬菜等含亚硝酸盐高的食物已被公认为致癌因素之一。长期反复出现消化不良症状的患者应警惕胃癌，早期胃镜检查是排除胃癌的有效手段之一。

四、技能训练

利用所学的知识,小组合作完成以下技能训练,学生可分角色扮演消化不良患者和药学人员,以问答的形式进行模拟训练,共同探讨研究消化不良的用药指导。

（1）消化不良患者自述。

（2）药师进行用药指导相关信息的查询。

（3）完成"案例展示"中相关药物的用药指导。

 案 例 展 示

案例

一位中年女性顾客捂着肚子进入药店。

药师上前询问:"您好! 请问需要些什么?"

顾客说:"我肚子又痛又胀,给我拿点药吧。"

药师问:"您能将症状描述得更加具体吗? 腹痛伴有烧灼感吗? 腹部哪个部位痛?"

顾客指着上腹部说:"这个地方痛,就是跟火烧似的啊。"

药师问:"这种疼痛饭后会减轻还是加重?"

顾客说:"吃完饭后会更疼。"

药师问:"平时胃口怎么样?"

顾客说:"一般没什么食欲,吃一点肚子就觉得胀,就不想吃了。"

药师问:"吃饭有没有恶心呕吐的情况?"

顾客说:"没有呕吐,但是有时候会觉得恶心。"

药师问:"还有没有其他的症状?"

顾客说:"应该没有了吧。"

药师问:"那最近睡眠、大小便、体力、体重有没有什么变化?"

顾客说:"没有。"

药师问:"有没有得高血压、糖尿病、冠心病、肿瘤或者什么传染病?"

顾客说:"没有。"

药师问:"之前去医院检查过没?"

顾客拿出体检单,显示腹部无阳性体征。

药师问:"医师开的什么药? 吃了效果怎么样?"

顾客说:"吃了奥美拉唑、铝碳酸镁片及中药,效果都不明显。"

药师说:"这盒多潘立酮片你拿回家,一天两次,早餐与晚餐前服用。"

顾客说:"好的,谢谢。"

药师说:"不客气!"

顾客拿着药去收银台付款。

案例点评

从这个病例我们可以看出,患者出现的上腹烧灼感伴饱胀不适,属于餐后不适综合征与上腹痛综合征的重叠症状,对于这类患者,在使用抑酸药与抗酸药后,患者症状仍无明显改善,可以考虑使用胃促动力药,如多潘立酮,10 mg,每日 2 次,连续服用 2 周,患者上腹部症状显著改善。

消化不良是指一组表现为上腹部疼痛或烧灼感、餐后上腹饱胀及早饱感的症候群,可伴有食欲缺乏、嗳气、恶心、呕吐等,根据病因可分为器质性消化不良和功能性消化不良。其中功能性消化不良患者的症状源于上腹部,血生化和内镜等检查无异常发现,症状可持续或反复发作,是临床上最常见的一种胃肠功能紊乱。

功能性消化不良的发病机制尚未完全阐明,可能与多种因素有关。

消化不良患者生活要有规律,定时入睡,做好自我心理调适,消除思想顾虑。注意控制情绪,保持心胸宽阔。

避免食用有刺激性的辛辣食物及生冷食物。保持饮食均衡、规律。研究表明,定时定量进餐,有助于消化腺的分泌,有助于消化;细嚼慢咽,可减轻胃的负担。

避免摄入精制的糖类、面包、蛋糕、通心粉、乳制品、咖啡因、柳橙类水果、西红柿、青椒、碳酸饮料等;减少盐的摄入量。忌摄入含蛋白质和钙质过多的食物;忌胀气不消化食物,如干豆类、洋葱、土豆、白薯等应适当控制,以免影响胃的运化而加重症状。

注意防寒,胃部受凉后会使胃的功能受损,加重消化不良的症状。

任务四　消化性溃疡的用药指导

扫码
看PPT

学习目标

1. 掌握　消化性溃疡的用药指导和健康教育。
2. 熟悉　常用消化性溃疡药的适应证、不良反应、服用方法及储存养护。
3. 了解　消化性溃疡的分类、症状及诊断。

案 例 引 导

患者,男,55岁。半年以来间断上腹痛,空腹较为明显,进食后可自行缓解,有时夜间12点后经常疼痛,无放射性疼痛,有嗳气、反酸等症状。常因进食不当或精神紧张发作。昨日同事聚餐进食火锅,并饮酒,回家后上腹疼痛较重。随到医院就诊,经胃镜检查,发现胃大弯部有数个直径1~2 cm大小不等的溃疡面,医师诊断为消化性溃疡。

问题思考

1. 治疗消化性溃疡的药物可分几类?
2. 如何对该患者进行用药指导?

一、有关疾病的信息

(一) 概述

消化性溃疡主要指发生在胃及十二指肠的慢性溃疡,溃疡常为单发,发生于胃部的溃疡称为胃溃疡,发生于十二指肠的溃疡称为十二指肠溃疡。消化性溃疡一年四季均可发作,但在秋末至春初较冷的时期发作频繁。

(二) 临床症状

1. 病因　消化性溃疡的发病机制比较复杂,胃酸分泌过多和幽门螺杆菌是公认重要的致病因素,幽门螺杆菌能促进胃酸分泌,胃酸分泌过多有利于幽门螺杆菌的生长,临床素有"无酸不溃疡"的说法。

太酸、甜、辣、油腻的食物,腌制的食物及浓茶、咖啡等均可促进胃酸分泌;长期使用解热镇痛药、大环内酯类等抗生素、铁剂等药物容易导致胃肠刺激,引起消化性溃疡。

2. 主要症状与体征　消化性溃疡患者有嗳气、食欲减退、恶心、上腹部饱胀、反酸等消化不良的症状,但此症状不是消化性溃疡特有的表现。部分患者可因消化性溃疡导致慢性失血而引起贫血。

消化性溃疡疼痛具有一定特点,上腹部疼痛是消化性溃疡的主要症状,但部分患者可能疼痛不明显。疼痛的性质为隐痛、钝痛、胀痛、烧灼痛、饥饿痛;节律性疼痛,无放射性疼痛;周期发作。

胃溃疡常在餐后 0.5～1 h 疼痛,持续 1～2 h 渐消失,即"餐后痛"。压痛点多在中线偏左。十二指肠溃疡则在餐后 2～3 h 开始疼痛,持续至下次进餐或服用抗酸药后才缓解消失,或夜晚睡前疼痛,即"饥饿痛";压痛点在中线偏右。

3. 理化诊断　消化性溃疡可伴有慢性、节律性、周期性中上腹部疼痛及反酸、嗳气、恶心、呕吐及其他消化不良的症状。胃镜或上消化道钡餐检查可发现龛影。胃镜检查和胃黏膜活检对消化性溃疡有确诊价值,活检还可避免漏诊早期胃癌。

4. 并发症　出血是消化性溃疡最常见的并发症。患者可呕鲜血或"咖啡样"物,排血样或柏油样黑便,大量失血可导致体位性低血压、晕厥、口渴等。

二、有关药物的信息

消化性溃疡常见溃疡面破损、疼痛、出血等症状。溃疡面破损患者可选用胃黏膜保护剂,疼痛患者可使用解痉药,出血患者应适当使用止血药,必要时可补充抗贫血药,如铁剂。

（一）典型药物

复方氢氧化铝

本品为抗酸药的复方制剂。每片主要成分有氢氧化铝 0.245 g、三硅酸镁 0.105 g、颠茄流浸膏 0.0026 mL。本品能中和胃酸,并能保护胃黏膜,作用时间较长。

【适应证】

本品能中和胃酸,并能保护胃黏膜,作用时间较长。用于缓解胃酸过多引起的胃灼热（烧心）及慢性胃炎。

【用药注意事项】

（1）本品连续使用不得超过 7 日,症状未缓解或消失请咨询医师或药师。

（2）本品能与磷酸根结合而阻碍磷酸盐的吸收,故低磷血症患者（如吸收不良综合征）,不宜服用本品。

（3）对本品过敏、严重肾功能不全、阑尾炎、急腹症或肠梗阻、溃疡性结肠炎、慢性腹泻者禁用。妊娠前 3 个月慎用。

（4）本品与地高辛、阿托品类药物、异烟肼等合用时,后者的吸收可能降低而影响疗效。

（5）饭后、睡前或发病时嚼碎服用。

（6）本品含有铝离子,不宜与四环素、牛奶等同服。

（7）药品用量详见药品说明书或遵医嘱。

枸橼酸铋钾

本品属于胃黏膜保护剂,对消化性溃疡面可起到收敛、止血、保护作用。同时具有微弱的抗幽门螺杆菌作用。

【适应证】

用于慢性胃炎、消化性溃疡及缓解胃酸分泌过多引起的胃痛、胃灼热和反酸;同时可与抗生素配伍用于幽门螺杆菌的根除治疗。

【用药注意事项】

（1）本品使用后大便呈无光泽的黑褐色，是本品中的铋被代谢后产生的硫化铋所致，停药后可自行恢复。

（2）本品不可与牛奶、酒精、碳酸类饮料等同时服用，以免影响疗效。

（3）服用本品时，应注意避免与四环素类合用，以防止干扰后者的吸收。

（4）餐前半小时和晚餐后 2 h 服用。连续用药不宜超过 2 个月。

（5）药品用量详见药品说明书或遵医嘱。

西 咪 替 丁

本品属于 H_2 受体阻断剂，可以抑制胃酸分泌，降低胃内酸度，减轻胃酸对胃壁的刺激。

【适应证】

主要用于胃及十二指肠溃疡、应激性溃疡、反流性食管炎、卓-艾综合征及上消化道出血。

【用药注意事项】

（1）常见头痛、恶心、呕吐、便秘和腹泻。长期使用可致肝肾功能损伤，少数患者可出现粒细胞减少、再生障碍性贫血。

（2）本品有抗雄性激素作用，少数男性患者可出现乳房发育、性功能障碍、脱发等现象，女性可有泌乳等现象。

（3）严重的心脏及呼吸系统疾病患者、慢性炎症及血小板减少患者、过敏患者慎用。

（4）睡前服用效果好。

（5）药品用量详见药品说明书或遵医嘱。

胃 仙 U

本品为复方制剂的双层药片。外层主要成分：甘草酸钠 33 mg、葡萄糖醛酸 17 mg、干氢氧化铝凝胶 160 mg、三硅酸镁 145 mg、牛胆浸膏 1.0 mg、L-薄荷脑 1.0 mg、叶绿素 0.8 mg。内层含本品主剂维生素 U 25 mg、淀粉酶 60 mg。

本品服用后，外层迅速溶解，中和过多的胃酸，其后内层维生素 U 到达溃疡面而发挥治疗作用。

【适应证】

用于缓解胃肠痉挛性疼痛，以及缓解胃酸过多引起的胃痛、胃灼热（烧心）、反酸，也可用于慢性胃炎。

【用药注意事项】

（1）老年患者长期应用会导致骨质疏松。

（2）少见眼痛、眼压升高、皮疹。

（3）肾功能不全患者长期应用可能出现铝蓄积中毒，进而出现精神症状。

（4）本品连续使用不得超过 7 日，症状未缓解，请咨询医师或药师。

（5）高血压、心脏病、胃肠道阻塞性疾病、甲状腺功能亢进、溃疡性结肠炎、肾功能不全患者慎用。

（6）低磷血症（如吸收不良综合征）患者不宜长期大量服用。

（7）服药期间注意勿食脂肪、荚豆类及刺激性食物，减少吸烟与饮酒。

（8）本品可减弱甲氧氯普胺、多潘立酮的作用，不宜同服。

（9）本品如需与西咪替丁等 H_2 受体阻断剂合用，至少需间隔 1 h。

（10）本品与肠溶片同服，可加快肠溶片的溶解，不应同用。

（11）药品用量详见药品说明书或遵医嘱。

盐酸雷尼替丁胶囊

盐酸雷尼替丁胶囊,西药名,为 H_2 受体阻断剂,用于缓解胃酸过多所致的胃痛、胃灼热(烧心)、反酸。

【适应证】

本品可用于缓解胃酸过多所致的胃痛、胃灼热(烧心)、反酸、胃及十二指肠溃疡、应激性溃疡、反流性食管炎、卓-艾综合征及上消化道出血。

【用药注意事项】

(1)本品连续使用不得超过 7 日,症状未缓解,请咨询医师或药师。

(2)老年患者与肝肾功能不全者慎用。

(3)如服用过量或出现严重不良反应,请立即就医。

(4)8 岁以上儿童用量请咨询医师或药师。

(5)对本品过敏者禁用,过敏体质者慎用。

(6)本品性状发生改变时禁止使用。

(7)请将本品放在儿童不能接触的地方。

(8)儿童必须在成人监护下使用。

(9)如正在使用其他药品,使用本品前请咨询医师或药师。

雷 贝 拉 唑

本品属于质子泵抑制剂,通过抑制胃壁细胞 H^+-K^+-ATP 酶来阻断胃酸形成,以减少胃液。对基础胃酸及各种刺激引起的胃酸分泌有很强的抑制作用,剂量过大可导致无酸状态。此外,本品可增加胃黏膜血流量,有利于黏膜生长,促进溃疡愈合,同时有较弱的抗幽门螺杆菌作用。

【适应证】

用于各型消化性溃疡、反流性食管炎、卓-艾综合征等。

【用药注意事项】

(1)用药期间少见皮疹、荨麻疹、红细胞减少、白细胞减少、白细胞增多、嗜酸性粒细胞增多、中性粒细胞增多、淋巴细胞减少等。

(2)用药期间定期进行血液、生化、甲状腺功能检查。

(3)应在排除恶性肿瘤的前提下给药治疗。

(4)妊娠期、哺乳期及儿童禁用。老年人慎用。

(5)早晨整粒吞服,不得咀嚼或掰开。

(6)药品用量详见药品说明书或遵医嘱。

奥 美 拉 唑

本品属于质子泵抑制剂,通过抑制胃壁细胞 H^+-K^+-ATP 酶来阻断胃酸形成,以减少胃液。对基础胃酸及各种刺激引起的胃酸分泌有很强的抑制作用,剂量过大可导致无酸状态。此外,本品可增加胃黏膜血流量,有利于黏膜生长,促进溃疡愈合,同时有较弱的抗幽门螺杆菌作用。

【适应证】

适用于治疗顽固性十二指肠溃疡、胃溃疡、反流性食管炎及卓-艾综合征。本品抑酸效果最强,适用于急性胃黏膜病变、上消化道出血,与阿莫西林合用可有效消除幽门螺杆菌。本品可预防溃疡病复发,治疗幽门螺杆菌相关胃炎。本品能可逆地控制胃酸分泌,持续约 24 h。

【用药注意事项】

(1)确诊胃溃疡之前,应先排除胃部恶性肿瘤。

(2)急性间质性肾炎可能发生在奥美拉唑治疗期间的任何时间点,通常归因于特发性超敏反应,如果发生急性间质性肾炎，请停止服用。

（3）奥美拉唑治疗可能会增加艰难梭菌相关性腹泻的风险，尤其是在住院患者中，如果腹泻未见改善，可考虑该诊断。

（4）长期每日服用奥美拉唑可能导致胃酸减少或缺乏而发生维生素 B_{12} 吸收不良。

（5）应避免奥美拉唑与氯吡格雷联合使用，氯吡格雷是一种前体药物，氯吡格雷产生的血小板凝集抑制作用，可完全归因于其活性代谢产物。如果合并使用，会影响氯吡格雷转化为其活性代谢产物。

（6）奥美拉唑的治疗可能使因骨质疏松而导致的髋关节或脊柱等部位骨折的风险增加。

（7）药品用量详见药品说明书或遵医嘱。

（二）药物的合理应用

多种因素均可导致胃炎、消化性溃疡，针对不同病因，治疗方案也不同。

（1）大量饮酒引发的消化性溃疡，常用质子泵抑制剂或 H_2 受体阻断剂抗酸药联用胃动力药和胃黏膜保护剂，以抑制胃酸，减轻胃酸对已损伤胃黏膜的刺激，缓解胃痛，加速黏膜愈合。

（2）长期精神紧张引发的消化性溃疡可选用胃动力药联用助消化药，促进胃肠蠕动，从而缓解腹胀、早饱等不适，补充机体本身分泌不足的消化酶，促进消化。若患者过度紧张，伴有焦虑和抑郁性心理障碍，可在心理疏导、心理调整等治疗基础上，应用抗焦虑和抑郁药物如盐酸帕罗西汀片、盐酸氟西汀分散片等。

（3）服用解热镇痛抗炎药等药物引起的消化性溃疡，可采取抗酸药联用胃黏膜保护剂，建议既往有消化道出血或消化性溃疡病史者，尤其是老年患者更应谨慎使用阿司匹林。

知识拓展

幽门螺杆菌感染治疗方案

一线方案

（1）PPI/RBC（标准剂量）＋阿莫西林（1 g）＋克拉霉素（0.5 g），一日 2 次，连续 7 日。

（2）PPI/RBC（标准剂量）＋甲硝唑（0.4 g）＋克拉霉素（0.5 g），一日 2 次，连续 7 日。

（3）PPI/RBC（标准剂量）＋阿莫西林（1 g）＋呋喃唑酮（0.1 g）/甲硝唑（0.4 g），一日 2 次，连续 7 日。

（4）铋剂（标准剂量）＋呋喃唑酮（0.1 g）＋克拉霉素（0.5 g），一日 2 次，连续 7 日。

（5）铋剂（标准剂量）＋甲硝唑（0.4 g）＋四环素（0.75 g），一日 2 次，连续 14 日。

（6）铋剂（标准剂量）＋甲硝唑（0.4 g）＋阿莫西林（0.5 g），一日 2 次，连续 14 日。也可用 H_2 受体阻断剂替代 PPI（西咪替丁 400 mg、雷尼替丁 150 mg、法莫替丁 20 mg），但根除率可能有所降低。

二线方案

（1）PPI（标准剂量）＋铋剂（标准剂量）＋甲硝唑（0.4 g，一日 3 次）＋四环素（0.75～1 g），一日 2 次，连续 7～14 日。

（2）PPI（标准剂量）＋铋剂（标准剂量）＋呋喃唑酮（0.1 g）＋四环素（0.75～1 g），一日 2 次，连续 7～14 日。

注：代号 PPI 为质子泵抑制剂，目前有埃索美拉唑（E）20 mg、雷贝拉唑（R）10 mg、兰索拉唑（L）30 mg、奥美拉唑（O）20 mg、RBC（枸橼酸铋钾＋雷尼替丁）350 mg。

三、健康教育

（一）非药物治疗原则

饮食以软食为主，少食多餐，同时应注意细嚼慢咽，使食物充分与唾液混合，以利于消化和减少胃部的刺激,忌暴饮暴食,忌生冷油腻,忌进易产气、产酸的食物,忌服浓茶、浓咖啡、过热的饮品。

患者选择食物时,以营养丰富、含渣滓少、易于咀嚼、容易消化的食物为宜。如果溃疡严重或有少量胃出血时,则应以流食为宜,如牛奶、面片汤、米粥、蒸鸡蛋羹、馄饨等,这样不仅可供给患者较多营养,而且牛奶可中和胃酸,有利于止血,但要忌食肉汤、鸡汤和甜食,因为它们会促使胃酸分泌,对溃疡的愈合不利。

（二）辅助治疗方法

维生素 A 能有效改善消化性溃疡症状,因此消化性溃疡患者可多食如胡萝卜、绿色花椰菜、木瓜、鱼肝油等物质;B 族维生素可增强胃黏膜修复能力,因此消化性溃疡患者可多食如豌豆、菠菜、核桃、香蕉、鱼、蛋等食物;维生素 E 能减少胃酸的分泌及止痛,减轻胃肠负担,因此消化性溃疡患者可多食如莴苣、菠菜、大豆、花生、乳酪等食物;维生素 K 可帮助胃肠修补,有利于病情改善,因此消化性溃疡患者可多食如绿色花椰菜、蛋黄、肝、小麦、黑麦等食物。

（三）何时就医提示

当患者出现以下情况时,请及时就医:上腹部疼痛规律(饥饿或餐后)或出现严重烧灼感,大便黑色或柏油状,呕吐物咖啡色,患者出现贫血症状,极度口渴、尿少等情况时必须就医。

知识拓展

消化性溃疡需要与以下疾病相鉴别

（1）功能性消化不良:表现为上腹胀痛、不适、反酸等,常伴有神经官能症表现,但 X 线检查和胃镜检查为阴性。

（2）胃癌:若患者病程较短、发展迅速,疼痛无规律且进食后不能缓解,同时伴有消瘦、贫血、便血等症状者警惕胃癌的可能性。

（3）慢性胆囊炎:表现与消化性溃疡相似,但疼痛无规律,碱性药物不能缓解疼痛,疼痛一般与进食油腻食物有关,右上腹疼痛明显,向右肩放射疼痛。

（4）胃黏膜脱垂:上腹疼痛无规律,抗酸药无效,右侧卧位时疼痛加重,左侧卧位或头低足高位可缓解。须通过 X 线检查或胃镜确诊。

四、技能训练

利用所学的知识,小组合作完成以下技能训练,学生可分角色扮演消化性溃疡患者和药学人员,以问答的形式进行模拟训练,共同探讨研究消化性溃疡的用药指导。

（1）消化性溃疡患者自述。

（2）药师进行用药指导相关信息的查询。

（3）完成"案例展示"中相关药物的用药指导。

 案 例 展 示

案例

一位顾客表情痛苦地走进店里,喊:"药师,我胃痛死了,给我来盒止痛药吧。"

药师说:"胃痛不可以直接吃止痛药的,你先和我说说,你是饭后痛,还是肚子饿了痛?"

顾客说:"一快到中午就开始痛。"

药师问:"那你早饭吃过吗?"

顾客说:"我一般都不吃早饭的,上班都来不及,哪有时间吃早饭啊。"

药师问:"那你有反酸、胃灼热的感觉吗? 夜里会痛吗?"

顾客说:"有时候有反酸、胃灼热的感觉,夜里常会痛。"

药师问:"吃饭后会好些吗?"

顾客说:"以前吃完饭就感觉好多了,现在不行了,还是会痛!"

药师说:"您的胃镜检查报告显示您有消化性溃疡,要赶紧治疗。"

顾客急着问:"那现在我该吃点什么药呢?"

药师说:"你每天早晚空腹吃1粒奥美拉唑,饭前半小时吃1袋丽珠得乐、1片甲硝唑,晚饭后2小时再吃一袋丽珠得乐。甲硝唑如果饭前吃不舒服,你可以改在饭后半小时吃。这样要连续服用1个月吧,应该就可以了。"

顾客说:"啊,要那么长时间啊?"

药师说:"是的,你一定要坚持吃,否则胃病还会加重的。另外,你还要注意饮食要有规律,早饭一定要吃,尽量不吃辣椒,不喝浓茶、咖啡等刺激性食物,空腹时不要喝牛奶。有空一定要去医院做个仔细的检查!"

顾客仔细听,说:"我努力坚持吧,谢谢。"

药师说:"不客气!"

顾客拿着药去收银台付款。

案例点评

溃疡病是一种常见的慢性全身性疾病,分为胃溃疡和十二指肠溃疡,又叫消化性溃疡。胃溃疡是多发病、慢性病,易反复发作,治愈胃溃疡,需要经历一个较为艰难持久的过程。患者除了需配合医护人员进行积极治疗外,还应做好自我保健。

(1)必须坚持长期服药:胃溃疡是一种慢性病,且易复发,要使其完全愈合,必须坚持长期服药。切不可症状稍有好转,便骤然停药,也不可服用某种药物刚几天,见病状未改善,又换另一种药。一般来说,一个疗程要服药4~6周,疼痛缓解后还得巩固治疗1~3个月,甚至更长时间。

(2)避免精神紧张:胃溃疡是一种典型的心身疾病,心理因素对胃溃疡影响很大。精神紧张、情绪激动或过分忧虑对大脑皮层产生不良刺激,使丘脑下中枢的调节作用减弱或丧失,引起自主神经功能紊乱,不利于食物的消化和溃疡的愈合。保持轻松愉快的心情,是治愈胃溃疡的关键。

(3)讲究生活规律,注意气候变化:胃溃疡患者的生活要有一定规律,不可过分疲劳,劳累过度不但会影响食物的消化,还会妨碍溃疡的愈合。溃疡病患者一定要注意休息,生活起居要有规律。溃疡病发作与气候变化有一定的关系,因此溃疡病患者必须注意气候变化,根据节气冷暖,及时添减衣被。

(4)注意饮食卫生:不注意饮食卫生、偏食、挑食、饥饱失度,或过量进食冷饮冷食,或嗜好辣椒、浓茶、咖啡等刺激性食物,均可导致胃肠消化功能紊乱,不利于溃疡的愈合。注意饮食卫生,做到一日三餐定时定量,饥饱适中,细嚼慢咽,是促进消化性溃疡愈合的良好习惯。

(5)避免服用对胃黏膜有损害的药物:有些药物如阿司匹林、地塞米松、强的松、消炎痛等,对胃黏膜有刺激作用,可加重胃溃疡的病情,应尽量避免使用。如果因疾病需要非要服用,应向医师说明,改用他药,或遵医嘱,配合其他辅助药物服用,或放在饭后服用,减少对胃的不良反应。

(6)消除细菌感染:以往认为胃溃疡与胃液消化作用有关,与神经内分泌功能失调有关,因而传统疗法是制酸、解痛、止痛。近年研究发现,有些胃溃疡是由细菌感染引起的,最常见的是幽门螺杆菌。这类患者必须采用抗生素治疗。

任务五 便秘的用药指导

扫码
看 PPT

学习目标

1. 掌握　便秘的用药指导和健康教育。
2. 熟悉　常用便秘药的适应证、不良反应、服用方法及储存养护。
3. 了解　便秘的分类、症状及诊断。

案 例 引 导

患者,女,40岁,某国有公司财务人员。二周以来,不思饮食、食欲减退、腹胀、腹痛、口臭、大便干结,口舌生疮,伴失眠。经医院肠镜检查,排除肠道恶性病变。此案例经诊断为便秘。

问题思考

1. 治疗便秘的药物有哪些?
2. 如何对该患者进行用药指导?

一、有关疾病的信息

(一) 便秘的分类

一般认为,一日排便不多于 3 次或每周不少于 3 次,每次大便的重量为 150～350 g,皆在正常范围,过多则为腹泻,过少则为便秘。一般成人 2 日或儿童 4 日以上不排大便者为便秘,经常便秘者称为习惯性便秘。决定便秘的程度是大便的稠度而不是大便的次数。

1. 意识性便秘　大便的次数和性状一般正常,但患者感到便意未尽。

2. 功能性便秘　由于食物过于精细,缺乏残渣,不能形成适量的粪便,或由于长期从事坐位工作,精神因素、生活规律改变或长途旅行等,未能及时排便,以及各种原因引起饮水不足,造成粪便干结。

3. 痉挛性病变　主要为肠易激综合征、肠功能紊乱或结肠痉挛。便秘常伴有腹痛、胀气及肠鸣音增加或亢进,以左腹部显著,进食后症状加重,排便或排气后缓解,便秘可与腹泻交替出现。

4. 低张力性便秘　常见于老年人、产妇或身体衰弱者,以及肠麻痹、甲状腺功能减退、糖尿病并发神经病变引起肠肌张力降低及腹壁和膈肌无力者。通常排出的是软便,但蹲便时间较长。

5. 药物性便秘　镇痛药如吗啡能降低排便反射刺激的敏感性;抗胆碱药能降低肠道平滑肌的张力;抗酸药如铋制剂、氢氧化铝等的收敛作用均可引起药物性便秘;含铁、铝、钙的制剂也可致便秘;滥用泻药可使肠道的敏感性降低或产生对泻药的依赖性。

(二) 便秘的临床表现

1. 病因

(1) 不良的饮食习惯,由于进食量不足或食物过于精细,没有足够的食物纤维以致食物残渣太少。

(2) 饮水不足及肠蠕动过缓,导致从粪便中持续再吸收水分和电解质,大便干结。

(3) 缺少运动。

（4）排入直肠的粪便压力太小,不能形成排便反射。

（5）结肠低张力、肠运行不正常。

（6）长期滥用泻药、抗酸药及胶体果胶铋。

（7）生活不规律和不规则的排便习惯。

（8）以便秘为主要症状的肠易激综合征。

2. 主要症状　便秘仅是一个症状,不一定是疾病,是由于粪便在肠内停留过久,水分太少,表现为大便干结,并感到排便费力、排出困难和排不干净。有些患者可同时出现下腹部膨胀感、腹痛、恶心、食欲减退、口臭、口苦、全身无力、头晕、头痛等感觉,有时在小腹左侧(即左下腹部乙状结肠部位)可摸到包块(即粪便)及发生痉挛的肠管。

3. 理化诊断　便秘患者的病史中一般有偏食、不爱吃蔬菜、饮食过于精细的现象,大多未养成按时排便的习惯。一般根据病史及症状即可确诊。辅以便常规、胃肠 X 线、肠道内窥镜等检查,可以明确便秘类型。

课程思政

传统中医中药对便秘的认知和治疗

传统中医学理论认为便秘的成因如下。

1. 热秘　燥热内结,过食辛辣厚味,过服温补之品等可致阳盛灼阴;热病之后,余热留恋肠胃,耗伤津液;或湿热下注结肠,使肠道燥热,伤津而便秘。

2. 气秘　气机郁滞、情志不舒、忧愁思虑、久坐少动、久病卧床等引起气机郁滞,致使结肠传导失职、糟粕内停而成秘结。

3. 虚秘　津液不足、久病、产后、年老体衰、气血两虚;脾胃内伤、饮水量少,化源不足,病中过于发汗、泻下伤阴等。气虚则结肠转送无力,血虚津亏则结肠滋润失养,使肠道干,便行艰涩。

4. 冷秘　脾肾阳虚,年高久病,肾阳虚损,阳气不运则阴邪凝结;或素有脾阳不足,又受寒冷攻伐,而致脾肾阳衰,温照无权则寒凝气滞,肠道传送无力,大便艰涩。

治疗方案分别为清热通便、理气通便、养阴通便和补肾通便。经典治疗方剂为大承气汤、四磨汤、麻子仁丸和济川煎。

二、有关药物的信息

便秘的病因不同,选药侧重也不同。暴饮暴食引起的便秘应首选助消化药,对长期慢性便秘,不宜长期大量使用刺激性泻药,建议于睡前服用刺激性泻药,以达到次日清晨排便的目的,或用开塞露排便。对结肠痉挛所致的便秘,可用膨胀性或润滑性泻药,增加食物纤维的量。

（一）典型药物

乳 果 糖

乳果糖为缓泻类非处方药。乳果糖在小肠中不被吸收,在结肠中分解生成的酸性代谢产物仅小部分被吸收,因此可导致肠腔内渗透压升高,水和电解质潴留,肠容积增大,对肠壁产生机械性刺激,加之酸性代谢产物的化学性刺激,从而产生导泻作用。

【适应证】

用于慢性、习惯性便秘,可预防、治疗各种肝病引起的高血氨症及高血氨引起的肝性脑病。

【用药注意事项】

（1）乳果糖不被吸收,剂量过大可引起腹部不适、胃肠胀气、厌食、恶心、呕吐及腹泻等。治疗初期容易发生此类现象。使用时应注意调整剂量,避免出现剧烈腹泻。

（2）阑尾炎、肠梗阻、不明原因的腹痛者禁用。

（3）妊娠期头 3 个月、乳果糖不耐受及糖尿病患者慎用。

（4）乳果糖口服液性状发生改变时禁止使用。

（5）请将乳果糖口服液放在儿童不能接触的地方。

（6）药品用量详见药品说明书或遵医嘱。

酚 酞

酚酞属于缓泻药。本品不溶于水,口服后在碱性肠液中形成可溶性盐,作用于结肠,刺激肠黏膜,促进肠蠕动,同时能抑制肠壁对水、钠的吸收而具有缓泻作用。

【适应证】

用于治疗习惯性顽固性便秘。服药后 6～8 h 显效,排出软便。

【用药注意事项】

（1）酚酞可使尿色变成品红或橘红色。

（2）长期应用可使血糖升高、血钾降低和对药物产生依赖性。

（3）阑尾炎、直肠出血未明确诊断、充血性心力衰竭、高血压、粪块阻塞、肠梗阻患者禁用。2 岁以下幼儿、孕妇、哺乳期妇女禁用。

（4）过敏反应比较罕见,偶见皮炎、药疹、瘙痒、灼痛及肠炎、出血倾向等。

（5）睡前服用,6 h 后排出软便。

（6）药品用量详见药品说明书或遵医嘱。

开 塞 露

本品主要成分为甘油或硫酸镁,属于缓泻类非处方药,外用。

【适应证】

适用于老年人、儿童便秘。

【用药注意事项】

（1）将容器顶端刺破或剪开涂以少许油脂,缓慢插入肛门,然后将药液挤入直肠内,成人一次一支,儿童一次半支。刺破或剪开后的注药导管的开口应光滑,以免擦伤肛门或直肠。

（2）对本品过敏者禁用,过敏体质者慎用。

（3）本品性状发生改变时禁止使用。

（4）本品不宜长期使用,避免形成结肠痉挛性便秘。

（5）药品用量详见药品说明书或遵医嘱。

（二）药物的治疗原则

临床上治疗便秘的药物还有比沙可啶、硫酸镁等。

为避免对胃黏膜的刺激,服用比沙可啶时不可嚼碎,服药前后 2 h 不要喝牛奶,口服抗酸剂或刺激性药物。另本品有刺激性,避免接触眼睛和皮肤黏膜;孕妇慎用;急腹症患者禁用。

硫酸镁宜在清晨空腹服用,并大量饮水,以加速导泻和防止脱水。排便反射减弱引起腹胀时,应禁用硫酸镁导泻,以免突然增加肠内容物而不能引起排便。

儿童不宜应用缓泻药,因可造成缓泻药依赖性便秘。缓泻药连续使用不宜超过 7 日。

缓泻药对伴有阑尾炎、肠梗阻、不明原因的腹痛、腹胀者禁用;孕妇慎用。老年人不宜长期使用泻药,以免形成结肠痉挛性便秘。

三、健康教育

（一）非药物治疗原则

（1）增加运动量：鼓励患者参加力所能及的运动、走路、散步或每日双手按摩腹部肌肉数次，以增强胃肠蠕动能力。对长期卧床患者应勤翻身，并环形按摩其腹部或热敷。

（2）培养良好的排便习惯：帮助患者建立正常的排便行为。可练习每日清晨排便一次，即使无便意，亦可稍等，以形成良好的条件反射。

（3）调整饮食：多吃含粗纤维的粮食和蔬菜、瓜果、豆类食物。多饮水、每日至少饮水 1500 mL，尤其是每日晨起或饭前饮一杯温开水，可有效预防便秘。此外，应多食用一些具有润肠通便作用的食物，如黑芝麻、蜂蜜、香蕉等。

由于便秘形成的原因很多，各种急、慢性病均可引起，故应找准病因进行针对性治疗，或增加运动量，改变不良的饮食习惯，多食用蔬菜和水果，尽量少用或不用缓泻药。

（4）谨慎使用容易引起便秘的药品，不滥用泻药。

（二）就医提示

连续使用一周后，便秘症状不缓解请及时就医，用药期间出现严重不良反应请立即停药就医。

> **知识拓展**
>
> 便秘可以是多种疾病的表现之一，长期便秘会对机体造成很大危害，如肛肠类疾病：痔疮、肛裂、直肠炎、结肠癌等。长期便秘会延缓体内毒素的排出，导致机体新陈代谢紊乱，引起内分泌失调等；可能出现皮肤色素沉着、瘙痒、面色无华、毛发枯干，并产生黄褐斑、青春痘及痤疮等，甚至可引发生殖系统疾病等。

四、技能训练

利用所学的知识，小组合作完成以下技能训练，学生可分角色扮演便秘患者和药学人员，以问答的形式进行模拟训练，共同探讨研究便秘的用药指导。

（1）便秘患者自述。
（2）药师进行用药指导相关信息的查询。
（3）完成"案例展示"中相关药物的用药指导。

案 例 展 示

案例

一位顾客表情痛苦地走进店里，喊："你好，我最近肚子有点胀痛，并且排便时大便特别干，您看我是怎么回事？"

药师问："最近是不是水喝得比较少？"

顾客说："最近工作很忙，所以老是忘记喝水。"

药师问："水果蔬菜是不是也吃得比较少？"

顾客说："嗯，平时没注意这些。"

药师问："那你的大便是颗粒状还是正常状态？"

顾客说："颗粒状。"

药师说："哦，你这是便秘了，每天还是需要多喝水，不要忽略自身的身体健康，另外平时多吃蔬菜水果，也有利于排便通畅的。"

顾客急着问："那现在我该吃点什么药？"

药师说:"你有没有怀孕?"

顾客说:"没有。"

药师说:"没有糖尿病或者半乳糖血症吧?"

顾客说:"没有啊。"

药师说:"外用这个开塞露,口服乳果糖,另外,除了多吃水果蔬菜和粗纤维食物之外,平时要增加一些运动量,可以促进胃肠蠕动,缓解便秘,必要时可以到医院做个检查。"

顾客仔细听,说:"我努力坚持吧,谢谢。"

药师说:"不客气!"

顾客拿着药去收银台付款。

案例点评

便秘的病因为多种因素且常并存,包括衰老、疾病和用药等。便秘的症状中以排便费力最为常见,在进行药物治疗的同时还需要及时调整生活方式。

(1)坚持参加锻炼,以增强胃肠蠕动能力。对长期卧床患者应勤翻身,并环形按摩其腹部或热敷。

(2)培养良好的排便习惯。可练习每日清晨排便一次,即使无便意,亦可稍等,以形成良好的条件反射。同时,要营造安静、舒适的环境及选择坐式便器。

(3)应多吃含粗纤维的粮食和蔬菜、瓜果、豆类食物,多饮水,每日至少饮水 1500 mL,尤其是每日晨起或饭前饮一杯温开水,可有效预防便秘。此外,应多食用一些具有润肠通便作用的食物,如黑芝麻、蜂蜜、香蕉等。

任务六　腹泻的用药指导

扫码
看 PPT

学习目标

1. 掌握　腹泻的用药指导和健康教育。
2. 熟悉　常用腹泻药的适应证、不良反应、服用方法及储存养护。
3. 了解　腹泻的分类、症状及诊断。

案 例 引 导

患者,男,30 岁,最近工作忙,应酬多,昨天和朋友一起吃了火锅,引起腹痛、腹胀、恶心,拉了几次稀大便。此病例诊断为急性腹泻。

问题思考

1. 临床上治疗腹泻的药物有哪些?
2. 怎样对该患者进行用药指导及健康教育?

一、有关疾病的信息

（一）腹泻的分类

1. 急性腹泻 急性腹泻是一种常见的胃肠道疾病。

（1）感染：包括病毒（轮状病毒、诺如病毒、埃可病毒等），细菌（大肠杆菌、沙门菌、志贺菌、霍乱弧菌）或寄生虫（溶组织阿米巴原虫、梨形鞭毛虫）引起的肠道感染。

（2）中毒：食物中毒（如吃未煮熟的扁豆）、毒草中毒、河豚中毒、重金属中毒、农药中毒等。

（3）药物：泻药、胆碱能药物、洋地黄类药物等。

（4）其他疾病：溃疡性结肠炎急性发作、急性坏死性肠炎、食物过敏等。

2. 慢性腹泻 慢性腹泻病因比急性腹泻更复杂，肠黏膜本身病变、小肠内细菌繁殖过多、肠道运输功能缺陷、消化能力不足、肠运动紊乱及某些内分泌疾病和肠道外肿瘤均有可能导致慢性腹泻的发生。可引起慢性腹泻的疾病包括以下几个方面。

（1）肠道感染性疾病：①慢性阿米巴痢疾；②慢性细菌性疾病；③肠结核；④梨形鞭毛虫病、血吸虫病；⑤肠道念珠菌病。

（2）炎症性肠病（克罗恩病和溃疡性结肠炎）；放射性肠炎；缺血性结肠炎；憩室炎；尿毒症性肠炎。

（3）肿瘤：大肠癌；结肠腺瘤（息肉）；小肠恶性淋巴瘤；胺前体摄取及脱羧细胞瘤、胃泌素瘤、类癌、血管活性肠肽瘤等。

（4）小肠吸收不良：原发性小肠吸收不良；继发性小肠吸收不良。

（5）肠动力疾病：如肠易激综合征。

3. 迁延性腹泻 病程通常为 2 周至 2 个月，若腹泻超过 2 个月，则属于慢性腹泻。无论是迁延性腹泻还是慢性腹泻，患者均应积极寻找导致腹泻迁延的原因。引起腹泻的原因较多，若长时间无法缓解，应及时前往医院就诊并进行检查。常见的腹泻如下。

（1）功能性腹泻：患者持续存在腹泻症状，但一般状况较好，不会影响生长、发育，并且精神状态也较好。

（2）肠道病变：患者的肠道存在问题，如炎症性肠病等，可能需要前往消化内科就诊，从而明确诊断。

（3）过敏：部分迁延性腹泻可能是过敏所引起的，若患者在喝牛奶后出现腹泻，应警惕是否对牛奶过敏。此类患者可进行过敏原筛查以确定病因，并进行针对性治疗。

（二）腹泻的临床表现

1. 病因 由病毒、细菌、食物中毒、饮食不节、药物、消化功能下降、肠运动紊乱等多种疾病引起。表现为排便次数增多，粪便增多、不成形、稀溏或呈液状，有时含有脓血或带有未消化物及脂肪。

2. 主要症状与体征 通常表现为大便次数每日超过 3 次，含水量超过 85%，日粪便量超过 200 g，且稀薄及水分增加等。引起的原因如下：肚子受凉（一般由于晚上没盖好被子，肚子裸露在外，着凉后导致腹泻）；吃了不干净的东西（如不小心吃了被大肠杆菌、沙门菌等细菌污染的食物，吃了油腻的易导致消化不良的食物，吃了过敏的食物，吃了被病毒污染的食物。

3. 理化诊断 无法确定引起腹泻的原因时，需要做进一步的辅助检查了解具体病情，常见的辅助检查包括便常规、血常规、电解质检查，必要时还需要做小肠吸收功能试验，比如粪脂测定等。检查血常规主要是明确是否有炎症或者病毒感染，通过白细胞、中性粒细胞、淋巴细胞等可以初步判断。检查电解质可以了解是否有电解质紊乱，比如低钾血症等。长期慢性腹泻很容易导致缺钾从而引起乏力症状，一旦确诊需要及时补充。排除其他疾病的辅助检查包括：X 射线检查、内镜检查、分泌物检查、病例检查等。

4. 并发症 营养不良，多种维生素缺乏和继发感染脱水可导致急性肾衰竭、中毒性肠麻痹、肠出血、肠穿孔、肠套叠和胃扩张等。

课程思政

传统中医中药对腹泻的认识和治疗

泄泻是指排便增多、粪质稀薄或完谷不化,甚至泻出如水。古代以大便溏薄而势缓者为泄,大便清稀如水而直下者为泻,现在统称为泄泻。本病一年四季皆可发生,以夏秋两季为多见。发病主要同于湿邪壅盛,脾胃功能失调而致清浊不分,水谷混杂,并走大肠而致。西医中多因消化器官发生功能或器质性病变导致腹泻,如急慢性肠炎、肠结核、胃肠功能紊乱、结肠过敏等,病因病机如下。

1. 感受外邪　六淫伤人,脾胃失调,皆能致泻,但其中以湿为主,而常兼挟寒、热、暑等病邪。脾恶湿喜燥,湿邪最易伤脾,故有"无湿不成泄"之说。若因冒雨涉水、久卧湿地是为寒湿内侵,因遏脾运,清浊不分而致泻,如兼挟寒风寒者则可具有外感表证。若夏秋之间,暑湿季节,湿热伤中,脾胃受病,邪热下迫大肠,亦可发生泄泻。如为风寒泻可用藿香正气散,以疏风散寒,化湿和中。如为湿热所困,可清热利湿,和中止渴,方用葛根芩连汤加减。

2. 饮食所伤　凡食之过饱,宿食内停,或恣食生冷,寒食交阻,过食肥厚,湿热内蕴,或误食不洁之物,伤及脾胃,运化失常,水谷停为湿滞,形成泄泻。治以消食化滞,和中止泻,可选用保和丸加减。

3. 情志失调　脾胃素虚,复因郁怒忧患,肝郁不达,肝气横逆乘脾,脾胃受制,运化失司,而致泄泻。治以疏肝解郁,方用柴胡疏肝解郁止泻。

4. 脾胃虚弱　脾主运化,胃主受纳,可因饮食不节,劳倦内伤,久病缠绵,导致脾胃虚衰,不能受纳水谷和运化精微,水谷停滞,清浊不分,混杂而下,遂成泄泻。治以健脾益气,助运化湿,可选用参苓白术散加减。

5. 肾阳虚衰　久病及肾,或年老体弱,或肾阳不振,命门火衰,阳气不足,脾失湿胸,不能腐熟水谷,则水谷不化而成泄泻。治以补脾湿肾,调中止泻,可选用附子理中汤合四神丸加减。

二、有关药物的信息

根据病情可适当选用治疗腹泻的药物。

1. 止泻剂　常用于病因明确、腹泻严重的患者。

2. 抗感染的药物　细菌、病毒、寄生虫等引起的腹泻,针对病原微生物进行抗感染治疗后,症状一般可减轻或消失。

3. 微生态制剂　此类药物有利于恢复肠道正常菌群的生态平衡,抑制病原菌定植和侵袭,从而控制腹泻。

4. 黏膜保护剂　黏膜保护剂能吸附病原微生物和毒素,维持肠细胞的吸收和分泌功能,并能增强肠道屏障功能,阻止病原微生物的攻击。

(一) 典型药物

复方苯乙哌啶片

本品是一种复方制剂,含有地芬诺酯和阿托品等成分,临床上常用于急、慢性功能性腹泻,以及慢性肠炎引起的腹泻。作用机制:地芬诺酯本身具有抑制中枢神经的作用,对肠道平滑肌有类阿片样药物的作用,可以抑制肠道平滑肌收缩从而缓解肠道痉挛,减少肠管蠕动,延长肠道内容物的吸收时间,配合阿托品可以协同加强对肠管蠕动的抑制作用。

【适应证】

适用于急、慢性功能性腹泻及慢性肠炎等。亦可用于细菌感染所致急性腹泻的辅助治疗。

【用药注意事项】

（1）服药后偶有口干、腹部不适、恶心、呕吐、嗜睡、烦躁、失眠等不良反应，减量或停药后不良反应消失。

（2）可增强巴比妥类、阿片类及其他中枢抑制药的作用，故不宜使用。

（3）肝病患者及正在服用成瘾性药物的患者宜慎用，大剂量可产生欣快感，长期服用可致依赖性。

（4）偶见恶心、头晕、嗜睡、抑郁、失眠、皮疹，减量或停药后可消失。长期服用具有成瘾性和产生欣快感，过量可致严重的呼吸抑制和昏迷。

左氧氟沙星

本品是喹诺酮类抗生素。

它通过干扰参与复制和修复细菌遗传物质（DNA）的细菌酶来发挥作用，从而具有杀死细菌并清除感染的作用。

【适应证】

由志贺菌属、沙门菌属、产肠毒素大肠杆菌、亲水气单胞菌、副溶血弧菌等所致的胃肠道感染。

【用药注意事项】

（1）皮肤系统的不良反应，如果是注射剂，患者使用之后可能会出现红肿、皮疹、瘙痒等，使用注射器的时候要密切观察这些不良反应。

（2）神经系统的不良反应，比如患者可能出现头疼、头昏、失眠、癫痫，特别是对于既往有精神及神经系统疾病病史者，如有癫痫病史的患者一定要注意，癫痫患者不推荐使用左氧氟沙星，因为可能诱发癫痫。

（3）消化系统的不良反应，有些患者可能会出现恶心、呕吐、腹泻等。

（4）药物的禁忌人群，左氧氟沙星与其他氟喹诺酮类抗生素均禁用于18岁以下的儿童或者青少年，对孕妇是禁止使用的。

（5）在药物的相互作用方面，使用左氧氟沙星期间，短时应尽量避免使用含有咖啡因、茶碱、华法林以及磺胺类的药物，这些药物可能与左氧氟沙星相互作用。

（6）患者既往有糖尿病的病史，在用药期间也应该注意密切监测血糖。

（7）左氧氟沙星在使用的过程中要尽量减少光照，因为光照可能引起光敏反应。

（8）用药期间如果患者出现跟腱损伤或者跟腱断裂的症状一定要及时停药，到医院就诊。

双歧杆菌三联活菌胶囊

双歧杆菌三联活菌胶囊为微生态制剂，其主要成分为双歧杆菌、粪肠球菌、嗜酸乳杆菌。三种有益细菌组成联合菌群覆盖于肠道黏膜表面形成生物屏障，阻止有害细菌对人体的侵袭，抑制其产生内毒素，从而发挥维持肠道内环境稳定，使肠道功能恢复正常的作用。可用于治疗肠道菌群失调所致的急、慢性腹泻。

【适应证】

主要用于因肠道菌群失调引起的急、慢性腹泻，也可用于治疗轻中型急性腹泻，慢性腹泻及消化不良、腹胀，以及辅助治疗肠道菌群失调引起的内毒素血症。

【用药注意事项】

（1）本品为活菌制剂，应冷藏保存，温度条件为 2～8 ℃，应避光保存和运输。

（2）儿童用量请咨询医师或药师，婴幼儿服用时可将胶囊内容物用温水或温牛奶冲服。

（3）避免与抗菌药同服。

（4）对本品过敏者禁用，过敏体质者慎用。

（5）本品性状发生改变时禁止使用。

（6）请将本品放在儿童不能接触的地方。

（7）儿童必须在成人的监护下使用。

（8）如正在使用其他药品,使用本品前请咨询医师。

蒙 脱 石 散

蒙脱石散对消化道内的病毒、致病菌及其产生的毒素、气体等有极强的固定、抑制作用。蒙脱石散通过静电作用,可将带电性的致病菌、病毒以及它们产生的毒素吸附、固定,而后随肠蠕动排出体外,使其失去致病作用。蒙脱石散不进入血液循环,不改变大便颜色,不改变正常的肠蠕动。

蒙脱石散对消化道黏膜具有很强的覆盖保护能力,能修复、提高黏膜屏障对攻击因子的防御功能。蒙脱石散为消化道黏膜保护剂,可覆盖在消化道黏膜表面,与消化道黏膜蛋白结合,从而对消化道黏膜具有保护和修复作用。

蒙脱石散具有平衡菌群和局部止痛作用。蒙脱石散能使消化道内分泌型免疫球蛋白量增加,增强消化道的免疫力。

【适应证】

用于治疗成人及儿童急、慢性腹泻,用于食道、胃、十二指肠疾病引起的相关疼痛症状的辅助治疗,但本品不作为解痉剂使用。

【用药注意事项】

（1）治疗急性腹泻时,应注意纠正脱水。

（2）如出现便秘,可减少剂量继续服用。

（3）需同服肠道杀菌药,请咨询医师。

（4）儿童用量请咨询医师或药师。

（5）儿童急性腹泻服用本品 1 日后、慢性腹泻服用 2～3 日症状未改善,请咨询医师或药师。

（6）如服用过量或出现严重不良反应,应立即就医。

（7）对本品过敏者禁用,过敏体质者慎用。

（8）本品性状发生改变时禁止使用。

（9）请将本品放在儿童不能接触的地方。

（10）儿童必须在成人的监护下使用。

（11）如正在使用其他药品,使用本品前请咨询医师或药师。

（二）用药治疗原则

腹泻的治疗原则通常为病因治疗以及对症治疗。病因治疗,通常可以根据致病菌来进行抗感染的治疗。如果是乳糖不耐受,或者慢性胰腺炎所导致的腹泻,可以通过避免食用乳制品,以及加用消化酶来辅助治疗。对症治疗,需要纠正水、电解质的紊乱和加强营养,补充液体的摄入,同时,可以使用适当的蒙脱石散以及益生菌,以收敛止泻以及调节肠道菌群。在没有明确病因之前,需要慎重使用止泻药、解痉药,避免掩盖症状,造成误诊。

三、健康教育

（一）非药物治疗原则

（1）在药物治疗的同时要补充水分和电解质,可以喝点淡盐水或者服用口服补液盐。如果是由受凉引起的腹泻,要注意腹部保暖,不可贪凉,吃冰箱中的水果要有节制,取出来不要立即吃。消化不良性的腹泻应服用一些含有消化酶的制剂,这种腹泻并非肠道细菌感染所致,服用抗生素不仅无效,还会破坏原来肠道菌群的平衡,甚至可能继发真菌性肠炎、伪膜性肠炎等。

（2）平时应注意坚持体育锻炼,以增强体质,提高自身免疫力;室内通风良好,保持个人清洁卫生。

（3）饮食调理:对于轻度或者重度急性腹泻患者,在最初的一两日内,都应该少食多餐,应该多吃一些清淡、有营养、容易消化的食物,待病情好转后逐步过渡到正常饮食。

（二）辅助治疗方法

1. 推拿腹部　用手掌根从腹部外围左下方开始,按逆时针方向缓慢推揉至右下腹,3～5 min,再在肚脐周围,脐下按摩 3～5 min,直到产生热感为止,每天坚持数次。用热毛巾盖住肚脐,也可以改善腹泻,这种方法方便简单。

2. 按摩穴位　在下痢穴、大肠经穴、肾穴,持续压揉 2～3 日,可缓解症状。

（三）就医提示

腹泻是常见病,对健康会造成严重的影响,如遇下列情况一定要去医院就医。

1. 便血　大便里能明显看到混有血迹,或者大便呈果酱样,有可能并发肠套叠等凶险疾病。

2. 持续呕吐　患者持续呕吐超过 24 h,很容易引起电解质紊乱。

3. 观察呕吐物　呕吐物不仅仅是食物或者胃液,而是含有粪渣、较多血丝或者咖啡渣样物,呕吐物看起来呈黄绿色或者闻起来有大便的臭味。这往往是肠梗阻的表现,肠梗阻一定要及时医治,否则会迅速发展为肠坏死,甚至危及生命。

4. 肚子痛得不能摸　肚子明显发胀发硬,因为肚子痛而不让别人用手触摸,要警惕阑尾炎、腹膜炎等,一定要尽早去医院查明情况并做出相应处理。

5. 完全不能进食　不能吃东西,很快就会发展到严重脱水、低血糖、电解质紊乱等严重状况。最好在问题还没变得严重时就及时寻求医师的帮助。

6. 黄疸　黄疸即眼睛和皮肤变黄,这提示胆道及肝脏疾病,需要医师帮助分析原因,病情往往不能耽误。

7. 皮疹　不论是充血性皮疹还是出血性皮疹都要及时去医院治疗,以防发展为败血症。

知识拓展

五大类型腹泻的特点和治疗见表2-2。

表 2-2　五大类型腹泻的特点和治疗

内容	渗出性腹泻	动力性腹泻	分泌性腹泻	渗透性腹泻	吸收不良性腹泻
原因	细菌、病毒感染所致,溃疡性结肠癌等并发症	肠动力紊乱(肠动力过速、肠动力过缓)	细菌毒素(如霍乱弧菌)使肠道分泌过多的水分和电解质	某种物质或乳糖缺乏,应用难吸收性的盐(硫酸镁、磷酸钠)作为轻泻药或抗酸药	肠黏膜吸收功能损害,肠黏膜面积减少
传染性	细菌或病毒等	细菌	极强	无	无
主要症状	大便中有大量黏膜的浓血等分泌物	大便稀烂和水样,同时伴有肠鸣音亢进和腹痛	急剧腹泻,无痛,泥浆样大便,米泔样伴有恶心呕吐,脱水,肌肉痉挛,发热	腹部疼痛、肠鸣音亢进	通常腹泻的次数由数次到数十次不等,一般多为"脂肪泻",大便不成形,伴有恶臭和无恶臭,表面油腻状,便中含有脂肪,有乏力、消瘦等症状

续表

内容	渗出性腹泻	动力性腹泻	分泌性腹泻	渗透性腹泻	吸收不良性腹泻
并发症	头痛、发热、乏力	肠梗阻和胃肠功能紊乱	脱水引起的循环衰竭,会危及生命	贫血,营养不良,维生素缺乏,吸收差	容易引起脱水、营养不良
治疗方案	病因治疗,如静脉滴注抗生素、维持电解质的平衡	病因治疗,可用肠炎宁、蒙脱石散及抗菌治疗	危及生命的抢救:快速补液、恢复循环血量。抗生素治疗,复方磺胺甲噁唑、多西环素、诺氟沙星等	止泻药的应用:①抑制肠蠕动的药,如地芬诺酯;②钙通道阻滞剂,如匹维溴铵;③冰水杨酸铋可抑制肠道分泌	止泻健肠胃、保护肠黏膜。药物治疗:蒙脱石散

四、技能训练

利用所学的知识,小组合作完成以下技能训练,学生可分角色扮演腹泻患者和药学人员,以问答的形式进行模拟训练,共同探讨研究腹泻的用药指导。

(1)腹泻患者自述。

(2)药师进行用药指导相关信息的查询。

(3)完成"案例展示"中相关药物的用药指导。

案例展示

案例

一位顾客走进药店。

药师上前询问:"您好!请问需要些什么?"

顾客说:"我拉肚子,想买点治拉肚子的药。"

药师关切地问:"请问您有哪些主要症状,大便拉了几次,有恶心呕吐吗?"

顾客捂着肚子说:"昨天吃了火锅,有点辣,今天拉了五六次。想吐但吐不出来。"

药师问:"大便是稀水样的?还是黏稠状的?"

顾客说:"是稀水样的,呈黄色。"

药师问:"还有哪些症状?"

顾客说:"大便有不消化的食物残渣,感觉无力。"

药师问:"是吃火锅后开始腹泻的吗?之前有腹泻吗?"

顾客说:"之前没有,就是昨晚吃了火锅,2 h后就感觉不舒服,想吐,隔2～3 h就拉一次。"

药师说:"依你目前的症状,应该是急性肠胃炎。"

顾客说:"急性肠胃炎啊,那我该吃什么药?"

药师问:"有癫痫吗?"

顾客说:"没有。"

药师问:"对左氧氟沙星片过敏吗?过敏就用盐酸小檗碱片(黄连素),如果是18岁以下就不要用它了,孕妇也不能用。"

顾客说:"不过敏,我的身体其他方面都正常。"

药师说:"好的,根据你目前的情况,可选用左氧氟沙星片、蒙脱石散,左氧氟沙星片每片0.1g,早、中、晚各1片,蒙脱石散早、中、晚各1袋,温开水冲服。"药师带领顾客取药。

顾客拿着药仔细看了看,说:"我想好得快些,还有其他需要注意的吗?"

药师说:"当然,你需要适量喝糖盐水,注意个人清洁卫生,少吃辛辣食物,不吃太烫太冷的食物,食材要彻底煮熟,如果1个星期无好转,就要到医院就诊。"

顾客说:"好的,我会注意的,谢谢药师。"

顾客拿着药去收银台付款。

案例点评

1. 腹泻 腹泻是一种常见症状,是指排便次数明显超过平日习惯的次数,粪质稀薄,水分增加,每日排便量超过200g,或含未消化食物或脓血、黏液。腹泻常伴有排便急迫感、肛门不适、失禁等症状。腹泻分急性和慢性两类。急性腹泻发病急剧,病程为2~3周。慢性腹泻是指病程在2个月以上或间歇期在2~4周内的复发性腹泻。

2. 腹泻的治疗

(1)病因治疗:肠道感染引起的腹泻必须抗感染治疗,以针对致病菌的抗菌治疗最为理想。复方新诺明、氟哌酸(诺氟沙星)、环丙氟哌酸(环丙沙星)、氟嗪酸(氧氟沙星)对痢疾杆菌、沙门菌或产毒性大肠杆菌、幽门螺杆菌感染有效。甲硝唑对溶组织阿米巴原虫、梨形鞭毛虫感染有效。因此,这些药物常用于急性感染性腹泻,包括预防和治疗旅行者腹泻。

(2)对症治疗:常用的有活性炭、鞣酸蛋白、次碳酸铋、氢氧化铝凝胶等,中成药有保济丸等,每日服3~4次。

任务七 失眠的用药指导

扫码
看PPT

学习目标

1. 掌握 失眠的用药指导和健康教育。
2. 熟悉 常用失眠药的适应证、不良反应、服用方法及储存养护。
3. 了解 失眠的分类、症状及诊断。

 案例引导

患者,女,45岁。因工作紧张、每晚难以入睡、睡眠不稳,表现为多梦、易醒和早醒,醒后不能再入眠,白天感觉身心疲劳、打瞌睡、没有精力、烦躁、反应迟钝、食欲不振、饮食欠佳。此案例经诊断为失眠。

问题思考

1. 治疗失眠的药物有哪些？

2. 如何对该患者进行用药指导？

一、有关疾病的信息

（一）失眠的分类

失眠，也称睡眠障碍，如入睡困难，睡着后多次醒来，过早醒来即不能再入睡等，都称为失眠，多由于大脑皮质的兴奋性增高所致。常见失眠的类型如下。

1. 短暂性失眠（不超过 1 周） 大部分人在经受压力、刺激、兴奋、焦虑，或生病时，或者睡眠规律改变时都会有短暂性失眠。这类失眠一般会随着事件的消失或时间的拉长而改善，但是短暂性失眠如处理不当部分人会发展为慢性失眠。

2. 短期性失眠（1 周至 1 个月） 严重或持续性压力，如重大身体疾病或手术，亲朋好友的过世，严重的家庭、工作或人际关系问题等可能导致短期性失眠。这种失眠与压力有明显的相关性。

3. 慢性失眠（超过 1 个月） 慢性失眠的原因很复杂且较难被发现，慢性失眠是多种因素所造成的。

此外，失眠还可按严重程度分为轻、中、重度失眠。

（二）失眠的临床表现

1. 病因

（1）应急状态或环境改变（环境、工作、学习、家庭变化），破坏了正常生活和生物钟。

（2）患有精神性或躯体性疾病。

（3）不适当药物影响（如 β 受体阻滞剂普萘洛尔、β 受体激动剂沙丁胺醇、喹诺酮类药物氧氟沙星等）。

2. 主要症状与体征

（1）各种原因引起的睡眠不足，入睡困难，早醒。

（2）醒后无法再入睡，频频从噩梦中惊醒，自感整夜都在做噩梦，睡过之后精力没有恢复。

（3）容易被惊醒，有的对声音敏感，有的对灯光敏感。很多失眠的人喜欢胡思乱想。

（4）常表现为有疲劳感、不安、全身不适、无精打采、反应迟缓、头痛、记忆力不集中、工作效率下降。

（5）经常失眠的患者对失眠感到焦虑和恐惧，进而可加重失眠的症状，形成睡眠障碍的恶性循环。

3. 并发症 长时间的失眠会导致神经衰弱和抑郁症，而神经衰弱又会加重失眠。严重的会加重原有疾病，如精神分裂症、抑郁症、焦虑症、自主神经功能紊乱等功能性疾病。

二、有关药物的信息

（一）典型药物

氯 美 扎 酮

氯美扎酮又名芬那露，属于镇静催眠药物，是 OTC 类药物。

【适应证】

用于中度焦虑和紧张状态，慢性疲劳及由焦虑、激动、紧张和某些疾病引起的烦躁失眠等。

【用药注意事项】

（1）服用后偶见疲倦、药疹、眩晕、恶心、厌食、水肿、排尿困难、兴奋、震颤和头痛。

（2）偶有黄疸的报道但停药后均可消失。罕见的有多形红斑反应综合征。

（3）可加强其他镇静催眠药物的作用，饮酒亦可加强氯美扎酮片的作用。

（4）孕妇及哺乳期妇女慎用。

（5）服药期间不得驾驶飞机、车辆、轮船，进行高空作业、机械作业及操作精密仪器。

（6）对氯美扎酮片过敏者禁用，过敏体质者慎用。

（7）请将氯美扎酮片放在儿童不能接触的地方。

谷 维 素

谷维素属于维生素类药物，是 OTC 类药物。

【适应证】

本品具有调整自主神经功能、稳定情绪、减轻焦虑和紧张状态的作用，有助于睡眠。用于镇静催眠。

【用药注意事项】

偶有胃不适、恶心、呕吐、口干、皮疹、乳房肿胀、脱发等。

（二） 药物治疗原则

（1）镇静催眠药主要有巴比妥类、苯二氮䓬类和其他类药物。

（2）根据失眠类型决定是否使用药物治疗，应咨询相关医师。

（3）理想的镇静催眠药应能快速诱导入睡，减少觉醒次数，其作用持续整个晚上，次日无残存效应，无麻醉作用和停药困难，目前临床使用的镇静催眠药较难全部达到这些标准，以苯二氮䓬类药物为首选，一般不推荐使用巴比妥类药物。

（4）根据病情选药，尽量避免使用长半衰期的催眠药物，以免影响次日的工作与生活，老年人应尤其注意。如果患者白天同时存在焦虑症状，可以选择中、长半衰期的苯二氮䓬类药物，以起到抗焦虑作用。

（5）巴比妥类和苯二氮䓬类药物可产生依赖性，用药时间不能过长，必须用药时，应根据情况更换药物，长期用药需要停药时要逐渐减量。

（6）儿童、老年人、孕妇及哺乳期妇女等特殊人群出现失眠时，应由医师诊断后服用处方药或非处方药。

三、健康教育

（一） 非药物治疗原则

（1）睡眠卫生指导，改变不良生活习惯，戒烟、酒，忌食辛辣刺激食物，如咖啡、浓茶等。晚餐不宜过饱，睡前喝一杯牛奶。睡前半小时不再用脑，在安静的环境中听听优美的音乐。上床前用 40～50 ℃温水洗脚。

（2）失眠时不能单纯依赖药物，应该注意消除引起失眠的原因，并结合体育锻炼改善体质，注意劳逸适度。

（3）不宜长期服用安眠药，因其能破坏正常的睡眠规律，长期服用，可引起药物蓄积，不仅会导致精神不振、记忆力下降、反应迟钝等不良反应，而且能造成肝肾损害及胃肠道症状，形成失眠的恶性循环。另外，长期服用安眠药还会产生药物依赖性，需要不断加大服用剂量，一旦突然停药，失眠会更加严重。

（二） 辅助治疗方法

心理行为治疗包括刺激控制、生物反馈、放松疗法、认知行为治疗、反意向控制等，帮助患者建立有规律的睡眠节律。

（三） 就医提示

（1）使用氯美扎酮片前，如正在使用其他药品请咨询医师或药师，药品用量详见药品说明书或遵医嘱。

（2）连续服用不得超过 7 日。如症状未缓解，请咨询医师或药师。如服用过量或出现严重不良反应应立即就医。

（3）当明显的失眠症状且持续 1 个月以上而找不出病因；或服用镇静催眠药后仍无法入睡，并伴有情绪波动、精神紧张，或伴有呼吸、心血管等系统疾病时，应去医院就诊。

知识拓展

失眠与疾病的关系及预防方法

1. 失眠与某些疾病相关

失眠与某些慢性病有很强的相关性，如高血压、糖尿病、心肺疾病、痴呆症和帕金森病（特别是在接受左旋多巴治疗后）以及由此伴发的抑郁症状。失眠也与老年人的精神障碍相关，是情感障碍的常见症状，老年人常因存在慢性病而需长期药物治疗，许多药物可产生失眠。

2. 明确引起失眠的疾病，选择适当的姿势睡眠，防止加重疾病

（1）哮喘、心力衰竭 采取半躺半坐的睡姿，可改善肺部的血液循环，减少肺部淤血，增加氧气的吸入量，有利于症状的缓解。

（2）中耳炎 脓汁会灌满患侧耳道，为使脓汁引流通畅，可采取患侧卧位，促使脓液流出。

（3）脑血栓、动脉粥样硬化 若采取侧卧位睡姿，势必加重血流障碍，宜改为仰卧位睡姿。

（4）胃病 胃溃疡患者应向右侧卧。

（5）高血压 高血压患者特别是老年高血压患者的睡姿应为半卧位或侧卧位。

（6）腰背痛 宜侧卧睡，这样可以使肌肉完全松弛，避免肌肉牵拉紧张、刺激或压迫神经，引起或加重腰背痛。

四、技能训练

利用所学的知识，小组合作完成以下技能训练，学生可分角色扮演失眠患者和药学人员，以问答的形式进行模拟训练，共同探讨研究失眠的用药指导。

（1）失眠患者自述。

（2）药师进行用药指导相关信息的查询。

（3）完成"案例展示"中相关药物的用药指导。

案 例 展 示

案例

一位顾客痛苦地走进店里，喊："药师，我最近失眠了，你给我开点安眠药吧。"

药师说："安眠药不能随便开的，要根据你失眠的程度来选择相应的剂量，你别急，先说明具体都有哪些症状？"

顾客说："我最近就是感觉心情烦躁、抑郁、睡不着觉，偶尔能睡着一会，但是睡眠特别浅，一有动静我就会惊醒。"

药师问："你是最近受了什么刺激才出现这些症状的吗？"

顾客说："嗯，我是两年前受到刺激后出现失眠多梦，情绪不稳，时而焦躁忧虑，时而心慌胸闷，反酸嗳气，在治疗后有所好转，可能是最近工作压力增大，症状又加重了。"

药师问："那你平时都有服用相关的药物吗?"

顾客说："自从上次治疗后情况有所好转,我就没有吃药了。"

药师:"好的,我清楚了,把舌头伸出来我看看。"

药师说:"你舌头暗红,舌苔薄黄。是不是平时经量也很少,经常感到下腹坠胀疼痛?"

顾客说:"是的,有这些症状。"

药师说:"你平时要保持良好的心情,不要事事都结于心,这样对肝、脾、胃都不好,也会失眠。"

顾客说:"那开点安眠药可以吗"

药师说:"可以不用开安眠药,因为安眠药不良反应比较大,我给你开 1 盒谷维素片和 1 盒柴胡舒肝丸一起服用。谷维素片 1 日 3 次,1 次 1~3 片,柴胡舒肝丸 1 次 1 丸,1 日 2 次。

顾客急着问:"好的,我需要注意什么呢?"

药师说:"要保持愉快的心情,睡前不要喝浓茶和咖啡,也不要剧烈运动,你可以睡前喝点蜂蜜水,泡泡脚。"

顾客仔细听,说:"好的,我知道了,谢谢你!"

药师说:"不客气!"

顾客拿着药去收银台付款。

案例点评

(1)睡眠卫生指导,改变不良生活习惯,戒烟、酒,忌食辛辣刺激食品,如咖啡、浓茶等。晚餐不宜过饱,睡前喝 1 杯牛奶。睡前半小时不再用脑,在安静的环境中听听优美的音乐。上床前用 40~50 ℃温水洗脚。

(2)失眠时不能单纯依赖药物,应该注意消除引起失眠的原因,并结合体育锻炼改善体质,注意劳逸适度。

(3)不宜长期服用安眠药,因其能破坏正常的睡眠规律,长期服用,可引起药物蓄积,它不仅会导致精神不振、记忆力下降、反应迟钝等不良反应,而且能造成肝肾损害及胃肠道症状,形成失眠的恶性循环。另外,长期服用安眠药还会产生药物依赖性,需要不断加大服用剂量,一旦突然停药,失眠会更加严重。

任务八　口腔溃疡的用药指导

扫码
看PPT

学习目标

1. 掌握　口腔溃疡的用药指导和健康教育。
2. 熟悉　常用口腔溃疡药的适应证、不良反应、服用方法及储存养护。
3. 了解　口腔溃疡的分类、症状及诊断。

案例引导

患者,男,25 岁,近日朋友聚餐,饮食火锅和酒类产品,且经常熬夜打牌。3 日前口腔黏膜出现一个直径 4 mm 的溃疡,疼痛难忍,吃饭、喝水时剧痛。此案例经诊断为口腔溃疡(轻型）。

问题思考

1. 治疗口腔溃疡的药物有哪些？
2. 如何对该患者进行用药指导？

一、有关疾病的信息

（一）口腔溃疡的分类

口腔溃疡分为轻型口腔溃疡、重型口腔溃疡、疱疹样口腔溃疡三类。

（二）口腔溃疡的临床表现

1. 病因及致病机制 病因及致病机制仍不明确。诱因可能是局部创伤，精神紧张，食物、药物、激素水平改变及维生素或微量元素缺乏。系统性疾病、遗传、免疫及微生物在其发生、发展中可能起重要作用。

2. 主要症状与体征

（1）轻型口腔溃疡：约占 80%，多数患者初发病时均为此型。溃疡好发于唇、舌、颊、软腭等无角化或角化较差的黏膜，附着龈及硬腭等角化膜很少发病。初起为局灶性黏膜充血水肿，呈粟粒状红点，灼痛明显，继而形成浅表溃疡，圆形或椭圆形，直径小于 5 mm。5 日左右溃疡开始愈合，此时溃疡面有肉芽组织形成、创面缩小、红肿消退、疼痛减轻。7～10 日溃疡愈合，不留瘢痕。溃疡一般为 3～5 个，散在分布。溃疡复发的间隙期从半月至数月不等，有的患者会出现此起彼伏、迁延不愈的情况。有些患者有较规则的发病周期如月经前后，或常在劳累之后发病。一般无明显全身症状与体征。

（2）重型口腔溃疡：亦称复发性坏死性黏膜腺周炎或腺周口疮。溃疡大而深，愈合后可形成瘢痕或组织缺损，故也称复发性瘢痕性口疮。该型占 8%左右。好发于青春期。溃疡大而深，似"弹坑"状，可深达黏膜下层腺体及腺周组织，直径可大于 1 cm，溃疡周围组织红肿微隆起，基底微硬，表面有灰黄色假膜或灰白色坏死组织。溃疡持续时间较长，可达 1～2 个月或更长。通常是 1～2 个溃疡，但在愈合过程中又可出现 1 个或数个小溃疡。疼痛剧烈，愈后可留瘢痕。初始好发于口角，其后有向口腔后部移行趋势。重型口腔溃疡发生于口腔后部如腭舌弓、软硬腭交界处时可造成组织缺损，影响言语及吞咽。可伴全身不适、局部淋巴结肿痛。溃疡可在先前愈合处再次复发。

（3）疱疹样口腔溃疡：亦称口炎型口疮，占口腔溃疡患者的 10%左右。好发于成年女性，好发部位及病程与轻型口腔溃疡相似，但溃疡直径较小，约 2 mm，溃疡数目多，可达十几个或几十个，散在分布，似"满天星"。邻近溃疡可融合成片，黏膜充血发红，疼痛最重，唾液分泌增加。可伴有头痛、低热及全身不适、局部淋巴结肿痛等症状。

课程思政

传统中医中药对口腔溃疡的认识和治疗

在中医理论中，口腔溃疡属于"口疮"范畴，一般认为存在热和毒，但有实和虚之分。起病早期，口腔溃疡患者可能是实热，如胃火、脾胃湿热，用苦寒之药，诸如黄柏、龙胆、黄芩、黄连、生石膏、生地黄、丹皮等大苦大寒之品治疗，7～10 日逐渐愈合。临床上常有溃疡反复发作的患者，可能是本身体质属于虚寒，或使用上述寒凉药物过多可导致人体阳气受损，表现为下焦（腹部以下）虚寒，而上焦虚热，即中医常说的上热下寒。口腔溃疡再次发作时，用清热苦寒的中药可以暂时抑制上焦的虚火，使症状暂时消失，但同时会损伤下焦阳气，下焦阳气的虚损又导致虚火不断上冲，口腔溃疡迁延难愈。在辨证的基础上，要清热解毒，以清上热、温下寒方为上策。

二、有关药物的信息

治疗主要以局部治疗为主,严重者需全身治疗。

(一) 典型药物

复方庆大霉素膜

本品为淡绿色透明状薄膜,为庆大霉素、地塞米松和丁卡因的复方制剂,外用于溃疡部位。

【适应证】

复发性口腔溃疡和创伤性口腔溃疡。

【用药注意事项】

(1) 严格按剂量使用,不可超量。

(2) 药膜敷贴后,口腔有麻木感觉,为药性正常作用,过后自然消失。

(3) 孕妇及哺乳期妇女在临床医师指导下使用。

(4) 对本品过敏者禁用,过敏体质者慎用,运动员慎用。

(5) 本品性状发生改变时禁用。

(6) 请将本品放在儿童不能触摸的地方。

(7) 未成年人必须在成人的监督下使用。

复方氯己定含漱液

本品为消毒防腐药,属于复方制剂,每 500 mL 含葡萄糖酸氯己定 0.6 g、甲硝唑 0.1 g。

【适应证】

本品可作为牙龈炎、冠周炎、口腔黏膜炎等所致的牙龈出血、牙周肿痛及溢脓性口臭、口腔溃疡等的辅助治疗用药。

【用药注意事项】

(1) 本品不能吞服。应避免本品接触眼睛和其他敏感组织。

(2) 孕妇及哺乳期妇女用药:本品中的甲硝唑口服后吸收良好,可透过胎盘屏障迅速进入胎儿循环,在乳汁中浓度与血液中浓度相当。动物实验显示甲硝唑有致癌、致突变作用,并且腹腔给药对胎儿具有毒性,故孕妇及哺乳期妇女慎用本品,且应特别注意不要误吞本品。

(3) 药品用量详见药品说明书或遵医嘱。

西地碘含片

西地碘又名华素片,口腔科用药,属于消毒防腐药。

【适应证】

慢性咽喉炎、白色念珠菌感染性口炎、口腔溃疡、慢性牙龈炎、牙周炎及糜烂性扁平苔藓等。

【用药注意事项】

(1) 孕妇及哺乳期妇女禁用。对碘可能过敏的患者慎用。

(2) 正在测试甲状腺功能的患者,应考虑可能吸收的影响。

(3) 因吸收的碘能通过胎盘屏障,并从乳汁中排出,故孕妇或哺乳期妇女避免应用。

(4) 极少数患者对碘过敏,在用药后立即或几小时后可发生血管神经性水肿、上呼吸道黏膜刺激症状,甚至喉头水肿引起窒息。

(5) 长期应用可出现口内铜腥味、喉部烧灼感、鼻炎、皮疹等,停药后即可消失。

(6) 药品用量详见药品说明书或遵医嘱。

甲硝唑口腔粘贴片

甲硝唑属于抗微生物药中的合成抗菌药。

【适应证】

用于牙周炎、牙龈炎、复发性口腔溃疡、口腔黏膜创伤等的治疗。

【用药注意事项】

（1）使用 5 日后，症状未见缓解，应咨询医师。如正在使用其他药品，使用本品前请咨询医师或药师。

（2）用药期间不得饮酒或含酒精的饮料。

（3）对本品过敏者禁用，过敏体质者慎用。本品性状发生改变时禁止使用。

（4）请将本品放在儿童不能接触的地方。儿童必须在成人的监护下使用。

（5）药品用量详见药品说明书或遵医嘱。

地喹氯铵含片

地喹氯铵属于阳离子表面活性剂，属于消毒防腐药。

【适应证】

用于急、慢性咽喉炎，口腔黏膜溃疡，齿龈炎。

【用药注意事项】

（1）本品性状发生改变时禁止使用。本品应逐渐含化，勿嚼碎口服。

（2）如服用过量或出现严重不良反应，应立即就医。

（3）对本品过敏者禁用，过敏体质者慎用。

（4）请将本品放在儿童不能接触的地方。儿童必须在成人的监护下使用。

（5）如正在使用其他药品，使用本品前请咨询医师或药师。

（6）药品用量详见药品说明书或遵医嘱。

醋酸地塞米松粘贴片

醋酸地塞米松属于糖皮质激素类药物。

【适应证】

本品适用于非炎症性口腔溃疡、口腔扁平苔藓。

【用药注意事项】

（1）本品仅限口腔使用。在口腔内缓慢溶化后可咽下。偶见皮疹等过敏反应。

（2）不宜大面积长期使用，连用 7 日后症状未缓解，应停药就医。如使用过量或发生严重不良反应，应立即停药就医。

（3）孕妇及哺乳期妇女和早期孕妇禁用。对本品过敏者禁用，过敏体质者慎用。运动员慎用。严重高血压、糖尿病、胃与十二指肠溃疡、骨质疏松症，有精神病史、癫痫病史、青光眼等患者禁用。

（4）本品性状发生改变时禁止使用。儿童必须在成人的监护下使用。

（5）使用本品时不能同时使用其他口腔药。如正使用其他药品，使用本品前请咨询医师或药师。

（6）药品用量详见药品说明书或遵医嘱。

复方氯己定地塞米松膜

地塞米松属于糖皮质激素类药物。主要成分：每片贴膜含盐酸氯己定 1.5 mg，维生素 B_2 1 mg、地塞米松磷酸钠 0.05 mg，盐酸达克罗宁 0.75 mg。

【适应证】

用于口腔黏膜溃疡。

【用药注意事项】

（1）本品在口腔内缓慢溶化后可咽下，仅供口腔使用。

（2）本品不宜长期使用，连用 1 周后症状未缓解，应停药就医。

（3）孕妇、哺乳期妇女以及儿童慎用。儿童必须在成人的监护下使用。

（4）药品用量详见药品说明书或遵医嘱。

（二） 药物治疗原则

（1）对口腔感染者，以局部抗生素治疗为主。不建议使用激素类药物，以免感染扩大。

（2）不要长时间、大范围用药。

（3）口腔含漱药、外贴药都有消除炎症、消肿止痛、促进溃疡愈合的作用。局部用药时，应先用漱口水清洗口腔，特别是患部，把食物残渣、唾液等漱去，然后用干净的棉签轻拭后再局部用药，以便药物直接黏附在溃疡面上。

三、健康教育

（一） 非药物治疗原则

（1）多吃含锌食物，以促进创面愈合，比如牡蛎、动物肝脏、瘦肉、蛋类、花生、核桃等。

（2）富含维生素 B_1、维生素 B_2、维生素 C 的食物，有利于溃疡愈合。故应多吃新鲜蔬菜和水果。

（3）忌食辛辣、香燥、温热、动火食物，如葱、姜、韭、蒜、辣椒、胡椒、狗肉等。

（4）禁烟、酒、咖啡及刺激性饮料。多喝开水，尽可能避免刺激，饮食要软、易消化，重者可给予半流质饮食。

（二） 辅助治疗方法

口腔溃疡在很大程度上与个人体质有关，完全避免其发生的可能性不大，但如果尽量避免诱发因素，仍可降低发生率。

（1）口腔溃疡患者平常应注意保持口腔清洁，常用淡盐水漱口，经常湿润口腔，避免口腔干燥。

（2）妇女月经期前后要注意休息，保持心情愉快，避免过度疲劳，多饮水。

（3）口腔溃疡多伴有维生素 B_2 的缺乏，用维生素 B_1、维生素 B_6 等 B 族维生素治疗都是有效的。

（4）可通过摄入牛奶、鸡蛋、小麦胚芽等食物来补充维生素 A、锌等。

知识拓展

良性口腔溃疡与恶性口腔溃疡的区别

1. 根据溃疡愈合的时间进行判断　良性口腔溃疡一般仅需数天至数周就可以愈合。恶性口腔溃疡则呈进行性发展，数月甚至一年多都不愈合。

2. 根据溃疡面的形态进行判断　良性口腔溃疡一般形态比较规则，呈圆形、椭圆形或线条形，边缘整齐，与周围组织分界清楚，溃疡面的基底部较平滑，触之柔软，疼痛明显。恶性口腔溃疡形态多不规则，其边缘隆起呈凹凸不平状，与周围组织分界不清，溃疡面的基底部不平整，呈颗粒状，触之硬韧，和正常黏膜有明显的区别，疼痛不明显。

3. 根据病程规律进行判断　良性口腔溃疡经常反复发生。恶性口腔溃疡常不复发，而一旦发病就迟迟不愈合。

4. 根据患者对药物的敏感程度进行判断　良性口腔溃疡患者一般在应用消炎防腐类药物进行治疗后效果明显，愈合较快。恶性口腔溃疡患者若应用此类药物进行治疗，疗效常不明显。

5. 根据患者的全身情况进行判断　良性口腔溃疡患者较少出现全身症状，颈部淋巴结不肿大，或虽肿大但不硬、不粘连。恶性口腔溃疡患者则相反，可出现发热、颈部淋巴结肿大、食欲不振、消瘦、贫血、乏力等表现。

四、技能训练

利用所学的知识，小组合作完成以下技能训练，学生可分角色扮演口腔溃疡患者和药学人员，以问答的形式进行模拟训练,共同探讨研究口腔溃疡的用药指导。

（1）口腔溃疡患者自述。

（2）药师进行用药指导相关信息的查询。

（3）完成"案例展示"中相关药物的用药指导。

 案 例 展 示

案例

　　一位顾客捂着嘴巴,比较痛苦地走进店里问:"药师,我的嘴巴烂了,很痛,特别是吃东西的时候。怎么办啊?"

　　药师说:"我来帮你看看。"

　　顾客张开嘴给药师看,药师仔细看后说:"哦,你这是口腔溃疡啊,最近饮食偏辣吧? 上火了吧?"

　　顾客说:"没有啊,我一向不吃辣的,但是还是经常口腔溃疡的。"

　　药师想了想,问:"你家吃的米是不是很精细的那种,而且洗得特别干净啊?"

　　顾客说:"这倒是的,我妈妈总是把米洗得干干净净的。"

　　药师问:"你平时粗粮吃得多吗? 比如玉米、番薯等。"

　　顾客说:"这些我很少吃的,不喜欢吃。"

　　药师说:"哦,你的口腔溃疡反复发作,有可能是缺少维生素 B_2 或葡萄糖酸锌。以后,你平时一定要多吃粗粮,注意补充身体所需的维生素和微量元素。"

　　顾客说:"那我现在该怎么办呢?"

　　药师说:"先把口腔溃疡修复好吧。你可以用口腔溃疡膜或口腔溃疡散,外用。早饭后一次,中饭、晚饭前后各一次,睡前一次。"药师拿药给顾客。

　　顾客问:"那维生素该吃些什么? 什么时候吃?"

　　药师说:"现在就可以开始吃啊。比如 21 金维他、金施尔康这些都可以。你还要注意口腔卫生,经常用淡盐水漱漱口,避免辛辣食物和局部刺激。"药师走到维生素柜台前拿药。

　　顾客接过药,稍做选择后说:"好的,谢谢! 我就买这个吧。"顾客拿着药去收银台付款。

案例点评

　　口腔溃疡俗称"口疮",是发生在口腔黏膜上的表浅性溃疡,大小可从米粒大至黄豆大,呈圆形或卵圆形,溃疡面为凹、周围充血,可因刺激性食物引发疼痛,一般一至两个星期可以自愈。口腔溃疡呈周期性反复发生,在医学上称复发性口腔溃疡。口腔溃疡可以一年发病数次,也可以一个月发病几次,甚至新旧病变交替出现。

　　口腔溃疡重在预防:

　　（1）注意口腔卫生,避免损伤口腔黏膜,避免辛辣食物和局部刺激。

　　（2）保持心情舒畅,乐观开朗,遇事不着急。

　　（3）保证充足的睡眠时间,避免过度疲劳。

　　（4）注意生活规律和营养均衡,养成良好的排便习惯,防止便秘。

任务九　尿路感染的用药指导

扫码
看 PPT

学习目标

1. 掌握　尿路感染的用药指导和健康教育。
2. 熟悉　常用尿路感染药的适应证、不良反应、服用方法及储存养护。
3. 了解　尿路感染的分类、症状及诊断。

案 例 引 导

　　患者,女,79 岁。表现为尿频、尿急、尿痛、耻骨不适、腰背部疼痛,诊断为尿路感染,用氟哌酸治疗后好转,但停药后又复发,后经细菌培养,对阿莫西林克拉维酸钾敏感。改用阿莫西林克拉维酸钾。

　　问题思考

　　1. 临床上治疗尿路感染的药物有哪些?

　　2. 怎样对该病例进行用药指导及健康教育?

一、有关疾病的信息

（一）尿路感染的定义和分类

　　泌尿系统是产生尿液并将尿液排出体外的系统,包括肾脏、膀胱及连接两者的输尿管道,当病原微生物侵入人体泌尿系统时,便有可能形成泌尿系统感染。

　　1. 男性尿路感染

　　（1）包皮龟头炎:包皮龟头炎为最常见原因。包皮龟头反复发炎,导致包皮下容易积存致病微生物,炎症刺激会导致包皮和龟头之间形成包皮垢。包皮垢主要在冠状沟周围,由尿素沉积、包皮和龟头脱落细胞共同形成,会刺激包皮、龟头反复发炎,当致病微生物引起尿道口感染时,容易引起男性尿路感染,逆行感染后容易引起前列腺炎。

　　（2）不洁性生活:逆行感染容易引起前列腺炎,青壮年患者居多,由于不洁性行为,也会导致尿道口发生逆行感染而出现尿道炎,最常见于淋菌性尿道炎。患者发生淋菌性尿道炎时,会出现尿道刺痒、尿道刺痛和尿道口脓性分泌物,分泌物呈恶臭气味。

　　（3）接触致病菌污染物:男性在接触含有致病菌的毛巾或浴巾时,也会发生尿路逆行感染,导致尿道口发炎,逆行感染后容易引起前列腺炎。

　　（4）特殊疾病:泌尿系统结核患者也表现为尿路感染。泌尿系统结核通常跟不洁性生活没有关系,可能是因为患者本身患有肺结核,进而发展为泌尿系统结核,表现为尿路感染的症状。

　　（5）淋球菌感染:表现为尿频、尿急、尿痛,同时尿道有分泌物。

　　（6）前列腺疾病:老年患者居多,前列腺增生引起机体排尿受限,尿在体内的停留时间较长,引起发炎,导致感染加重。

　　（7）结石性尿路感染:如肾结石、输尿管结石、膀胱结石。

　　2. 女性尿路感染　尿路感染常见于性活跃期的中青年女性,这是因为女性直肠更接近尿道口,容易感染大便中的细菌,并且女性尿道较短,细菌容易到达膀胱。有些女性可出现复发性尿路感染。

（1）急性尿道炎:急性尿道炎的特点是发病比较迅速,如在睡觉中突然出现尿急、尿痛的症状,甚至可能发展为尿血。急性尿道炎发病比较快,细菌可迅速在尿道、膀胱定植和繁殖,患者甚至可以出现发热。

（2）慢性尿道炎:急性尿道炎如果反复出现迁延不愈,可导致慢性尿道炎,女性的慢性尿道炎多数发生在中老年女性,中老年女性的身体抵抗力本身较差,因此容易反复出现尿道炎。慢性尿道炎通常症状比较轻,多数不会合并发热,但有时也会出现尿急、尿频,排尿过程中出现刺痛,甚至会间断出现肉眼血尿。

（3）急性单纯性膀胱炎:发病突然,女性患者发病多与性生活有关。

（4）急性单纯性肾盂肾炎:泌尿系统症状包括尿频、尿急、尿痛等膀胱刺激征;全身感染症状包括寒战、高热、头痛、恶心、呕吐、食欲不振等。

（5）无症状菌尿:无症状菌尿是一种隐匿性尿路感染,多见于老年女性和孕妇,患者无任何尿路感染症状,发病率随年龄的增长而增加。

（6）复杂性尿路感染:尿路系统存在解剖或功能异常如梗阻、结石,或伴有肾外伴发病如糖尿病,引起肾功能严重受损,中年女性和绝经后的女性居多。

（二）尿路感染的主要临床表现

1. 病因 大肠杆菌占绝大多数。变形杆菌、克雷伯氏菌、铜绿假单胞菌、粪链球菌等见于再感染、留置导尿管、有并发症的尿路感染者。病毒、真菌、支原体感染。

2. 主要症状与体征 尿痛或排尿时有烧灼感,尿频、尿急,但通常尿量较少、下腹痛,尿液混浊呈粉红色或红色,甚至有脓性和血性分泌物,或气味难闻。后背侧部痛,发热和寒战,恶心和呕吐。

3. 理化诊断 实验室检查包括血常规、尿常规、尿涂片镜检细菌、中段尿细菌培养、血液细菌培养、肾功能检查、药敏试验等;影像学检查包括超声、腹部平片、静脉肾盂造影等,必要时可选择CT或MRI检查。

4. 并发症 尿路感染的并发症绝大多数症状比较轻微,积极的病因治疗可增强机体抵抗力,预后良好。

课程思政

传统中医中药对尿路感染的认识和治疗

祖国的中医药文化博大精深,源远流长。中医对尿路感染的认识由来已久。《黄帝内经》提到,伤于湿者,下先受之。温热之邪侵袭人体,外之六淫,使内部机体抵抗力下降,导致身体下部感染。尿路感染属于中医淋证范畴。关于淋证的病因历代医家有不同的认识。《金匮要略》认为是"热在下焦",《丹溪心法》认为,淋有五,皆属乎热。《诸病源候论》进一步提出,诸淋者,由肾虚而膀胱热也。后世医家认为本病多由热积膀胱,但亦有因气郁及肾虚而发。《景岳全书》认为,然淋之初病,则无不由乎热剧,无容辩矣。又有淋久不止,及痛涩皆去,而膏液不已,淋如白浊者,此惟中气下陷及命门不固之证也。尿路感染的病因病机可从以下六个方面进行阐述。

1. 气阴两虚 淋病治不得法,显证虽去,余邪未尽,停蓄下焦,暗耗气阴;若清利太过,湿热虽去,但正气受伤;或失治,久病不愈,湿热不除,气阴两伤,可益气养阴,清热利湿,如山药劳淋汤。

2. 肝胆湿热 因情志失和,恼怒伤肝,肝气郁结,胆失通利,肝胆郁热,久郁化火,气火郁于下焦,循经下注膀胱,酿生湿热,引起本病。宜清泻肝胆湿热,可用龙胆泻肝汤。

3. 膀胱湿热　感于外者多因下阴不洁,秽浊之邪从下窍上犯膀胱,酿生湿热;或外感湿热,下注小肠,传入膀胱。生于内者,多因过食肥甘酒热之品,脾胃运化失常,积湿生热,湿热流入膀胱,气化失司,水道不利,遂发为淋证。宜清热泻火,利湿通淋,可用八正散加蒲公英、石韦等。

4. 肝肾阴虚　湿热久蕴,或渗湿利尿太过,伤及肾阴。肾阴不足,水不涵木,致肝肾阴虚。阴虚而湿热留恋,膀胱气化不利,则小便淋沥不已。或阴虚火旺,虚火灼络,络伤血溢,则血随溺出。宜滋阴清热利湿,可用知柏地黄丸和二至丸。

5. 三焦湿热　夏秋之交,湿热邪盛,侵袭机体,湿热之邪困阻三焦,气机不利,发为本病。或湿热伤中,中焦不运,升降失司,浊阴不降,下焦不利,湿热内郁,发为本病。

6. 脾肾气虚　淋证日久,过服寒凉,伤中败胃,或劳倦过度,损伤脾土,或膀胱湿热久蕴,内伤于肾,致脾肾气虚,脾不运化,肾失开阖,水道不利,湿浊留恋不去,则淋漓不已,时作时止。宜益气健脾,补肾利湿,选清泉饮。

二、有关药物的信息

尿路感染的致病菌不同,用药也不同。细菌感染:最常见的是大肠杆菌,病毒、支原体、真菌等感染,可应用头孢菌素类、喹诺酮类,如呋喃妥因、阿莫西林克拉维酸钾片、磷霉素氨丁三醇散等;支原体、衣原体感染:可应用阿奇霉素、美满霉素或者沙星类抗生素。

(一) 典型药物

阿莫西林克拉维酸钾片

阿莫西林克拉维酸钾片是一种复方制剂,它包含阿莫西林和克拉维酸钾两种有效成分。阿莫西林是比较常用的青霉素类抗菌药,它可以通过抑制细菌细胞壁的合成而起到杀菌作用,而克拉维酸钾则可以有效抑制细菌所产生的 β 内酰胺酶,避免细菌损害阿莫西林,能保证阿莫西林的杀菌作用。本品的抗菌谱比较广,既包括革兰氏阳性菌,也包括革兰氏阴性菌,因此临床上可以用阿莫西林克拉维酸钾片治疗敏感菌所导致的多个部位感染,既包括上呼吸道感染也包括下呼吸道感染,以及皮肤和软组织感染、胆道系统感染、泌尿系统感染等。

【适应证】
(1) 上呼吸道感染:鼻窦炎、扁桃体炎、咽炎等。
(2) 下呼吸道感染:急性支气管炎、慢性支气管炎急性发作、肺炎、肺脓肿和支气管合并感染等。
(3) 泌尿系统感染:膀胱炎、尿道炎、肾盂肾炎、前列腺炎、盆腔炎、淋病奈瑟菌所致尿路感染及软下疳等。
(4) 皮肤和软组织感染:疖、脓肿、蜂窝组织炎、伤口感染、腹内脓毒症等。
(5) 其他感染:中耳炎、骨髓炎、败血症、腹膜炎和手术后感染等。
(6) 用于预防大手术感染。

【用药注意事项】
(1) 对头孢菌素类药物过敏者及有哮喘、湿疹、枯草热、荨麻疹等过敏性疾病史者和严重肝功能障碍者慎用。
(2) 本品与其他青霉素类和头孢菌素类有交叉过敏反应,若有交叉过敏反应发生,则应立即停用本品,并采取相应措施。
(3) 本品和氨苄西林有完全交叉耐药性,与其他青霉素类和头孢菌类有交叉耐药性。
(4) 肾功能减退者应根据血浆肌酐清除率调整剂量或给药间期;血液透析可影响本品中阿莫西林的血药浓度,因此在血液透析过程中及结束时应加服本品 1 次。

（5）对怀疑伴有梅毒损害的淋病患者，在使用本品前应进行暗视野检查，至少在4个月内，每月进行一次血清学检查。

（6）严重肝功能减退者慎用，长期或大剂量服用本品者，应定期检查肝、肾、造血系统功能和检查血清钾或钠。

（7）注意本品对实验室检查指标的干扰。

黄 酮 哌 酯

黄酮哌酯，平滑肌松弛药。黄酮哌酯具有抑制腺苷酸环化酶、磷酸二酯酶以及拮抗钙离子的作用，并有较弱的抗毒蕈碱作用，对泌尿生殖系统的平滑肌具有选择性解痉作用，因而能直接解除泌尿生殖系统平滑肌的痉挛，使肌肉松弛，消除尿频、尿急、尿失禁及尿道膀胱平滑肌痉挛引起的下腹部疼痛。

【适应证】

（1）下尿路感染性疾病（前列腺炎、膀胱炎、尿道炎等）。

（2）下尿路梗阻性疾病（早、中期前列腺增生症，痉挛性、功能性尿道狭窄）。

（3）下尿路器械检查后或手术后（前列腺摘除术、尿道扩张、膀胱腔内手术）。

（4）尿道综合征。

（5）急迫性尿失禁。

【用药注意事项】

（1）尿路感染患者，需进行抗感染治疗。

（2）青光眼、白内障及残余尿量较多者慎用。

（3）勿与大量维生素C或钾盐合用。

（4）司机及高空作业人员等禁用。

（5）12岁以下儿童不宜服用。

（6）胃肠道梗阻或出血、贲门失弛缓症、尿道阻塞失代偿者禁用。

（7）有神经精神症状者及心、肝、肾功能严重受损者禁用。

三 金 片

三金片由金樱根、海金沙以及金刚刺等中草药加工炮制而成，具有清热解毒和利湿通淋的功效。

【适应证】

适用于下焦湿热（指湿热侵及下焦大肠或膀胱等处，以小便淋漓灼痛或癃闭、大便腥臭稀溏或秘结、小腹胀痛，或带下黄白而腥臭、身热口渴、身重疲乏、舌红苔黄腻、脉濡数或滑数等为常见表现）所致的热淋，小便短赤，淋漓涩痛。还可用于治疗慢性前列腺炎、良性前列腺增生、再发性尿路感染、女性尿道综合征，对留置导尿管的中风患者的尿路感染有预防作用。

【用药注意事项】

（1）不宜在服药期间同时服用滋补性中药。

（2）如正在使用其他药品，使用本品前请咨询医师或药师。

（3）高血压、心脏病、糖尿病、肝病、肾病等慢性病患者应在医师指导下服用。

（4）儿童、哺乳期妇女、年老体弱者应在医师的指导下服用。

（5）儿童必须在成人的监护下使用。

（6）请将此药品放在儿童不能接触的地方。

（二）药物治疗的原则

（1）治疗尿路感染的药物主要有抗生素和中药制剂。要注意每一种药的类别、适应证、药理毒理、药代动力学、药品的规格和数量等。

（2）阿莫西林克拉维酸钾片主要的适应证为膀胱炎、尿道炎、肾盂肾炎、前列腺炎、盆腔炎、淋病奈瑟菌所致尿路感染。

（3）服用阿莫西林克拉维酸钾片不能喝酒，因为药物本身可能导致恶心、呕吐、腹泻，喝酒后反应会加重。阿莫西林可从肝脏代谢，酒精也可从肝脏代谢，二者会加重肝脏负担，使肝脏受损。阿莫西林克拉维酸钾片服用后会出现双硫仑样反应，可能表现为面部潮红、呼吸困难、血压下降，可导致休克，甚至危及生命，因此服药时一定要注意有无过敏反应。

（4）心脏病、高血压、哮喘、甲状腺疾病、糖尿病、前列腺肥大等患者用药前请咨询医师或药师。

（5）服用中药应按疗程定量、定时服用，特别是复杂性尿路感染，服药时间短达不到治疗的效果。

三、健康教育

（一）非药物治疗原则

1. 男性患者 生活上要注意休息，不要太劳累，不要熬夜，要多喝水，勤排尿，饮食要清淡，多吃新鲜蔬菜和水果，多吃富含维生素的食物，不要吃辛辣刺激的食物，尽量不喝酒，不吸烟。有一些前列腺肥大的老年男性患者，喝酒会影响排尿。

2. 女性患者 注意个人清洁卫生，尤其是会阴部及肛周皮肤的清洁，每天清洗，特别是月经期、妊娠期、产褥期。避免劳累，坚持体育锻炼，增强机体抵抗力，多饮水、勤排尿是最简便且有效的预防尿路感染的措施，定期和医师保持联系，了解尿液检查的内容、方法和注意事项。

（二）辅助治疗方法

尿路感染患者饮食上需要禁食辛辣刺激的食物，少喝浓茶，尽量不喝咖啡，因为辛辣刺激的食物会刺激尿路黏膜，使尿路感染的症状加重。尿路感染患者需要戒烟戒酒，因为烟酒的刺激也会加重尿路感染的症状。尿路感染患者应注意休息，不要过度劳累，注意保暖，不要着凉，不吃冷食，因为冷食刺激也可以加重尿路感染的症状。多饮水可以促进尿路感染的恢复。

（三）就医提示

尿路感染可引起腰痛、发烧，出现尿痛、尿频、尿急等症状，严重时出现败血症、感染性休克、中毒性休克，导致寒战、高热、晕厥等严重反应时，应及时就医。

知识拓展

尿路感染应与下列疾病相鉴别

1. **全身性感染** 尿路感染局部症状不明显，全身性感染可能伴有流行性感冒、疟疾、败血症、伤寒、发热性疾病。尿路感染是致病菌直接上行经尿道口和膀胱而引起，有明显的肾区叩痛，症状比较轻。全身性感染症状重，尿路感染比较轻，容易区别。

2. **肾结核** 本病尿频、尿急、尿痛更突出，一般抗菌药治疗无效，晨尿培养结核分枝杆菌阳性，尿沉渣镜检可找到抗酸杆菌，普通细菌培养呈阴性。结核菌素试验阳性，血清结核分枝杆菌抗体测定阳性。部分患者可有肺、附睾等肾外结核。

3. **尿道综合征** 患者虽有尿频、尿急、尿痛，但多次检查均无真性细菌尿。尿道综合征分为以下几种：①感染性尿道综合征：患者有白细胞尿，由致病微生物引起，如衣原体、支原体感染等。②非感染性尿道综合征：无白细胞尿，其病因未明，可能为焦虑性精神状态所致。

四、技能训练

利用所学的知识，小组合作完成以下技能训练，学生可分角色扮演尿路感染患者和药学人员，以问答的形式进行模拟训练，共同探讨研究尿路感染的用药指导。

（1）尿路感染患者自述。

（2）药师进行用药指导相关信息的查询。

（3）完成"案例展示"中相关药物的用药指导。

案例展示

案例

一位老太太走进药店柜台问："请问你们这里有阿莫西林克拉维酸钾片吗？"

药师上前问道："您为什么要买阿莫西林克拉维酸钾片？"

顾客答："听说阿莫西林克拉维酸钾片能够消炎。"

药师关切地问："那你哪里不舒服？"

顾客答："我喜欢打麻将，坐久了就不行了，解小便时那里有点痛。"

药师说："小便解得通畅吗？"

顾客答："不通畅，需要用力才能排出，且艰涩疼痛。"

药师说："小便的颜色有变化吗？"

顾客答："有时有点混浊。"

药师说："这些症状是刚起来的吗？"

顾客说："这次去乡下吃了点烤鱼，解小便时就火辣辣的痛，好像还有些黏液，有点带红色，我就到药店来问是怎么一回事。"

药师说："过去有这样的情况吗？"

顾客说："有过几次，开始吃诺氟沙星，症状有改善，解小便也变得通畅，小便变得澄清，但现在就不行了，所以我就到药店买药了。"

药师说："还有哪些地方不舒服？"

顾客说："其他的还好吧。"

药师说："哦，这是尿路感染。诺氟沙星是可以吃的，但可能是耐药了，也就是说致病菌对药物有一定的抵抗力，该药对致病菌的作用减弱甚至不起作用，阿莫西林克拉维酸钾片是两种抗生素制成的复方制剂，抗菌作用增强，对尿路感染、大肠杆菌所致的其他细菌感染有效。你对青霉素过敏吗？平时饮酒吗？"

顾客说："不喝酒，不过敏。"

药师说："阿莫西林克拉维酸钾片属于处方药，必须要医师开具处方，药师才能取药，你可以到医院做药敏试验，以达到准确、合理、安全、有效用药。现在可以先选择中药八正胶囊、金钱草颗粒以达到消炎、改善症状的目的，如果效果不好，还得去医院。"

顾客说："好吧，就买两袋金钱草颗粒吧。怎样用呢？"

药师说："一次一包，一包 10 mg，一日两次。"

顾客说："还有什么要注意的吗？"

药师说："还需要注意多饮水，有足够的尿液，尿路感染才容易痊愈，在治疗期间注意饮食清淡，不要喝酒，尽量少食辛辣刺激的食物。"

顾客说："好的，我会注意的，谢谢药师。"

顾客拿着药去收银台付款。

案例点评

尿路感染是由细菌（极少数可由真菌、原虫、病毒）直接侵袭尿路所引起的。尿路感染分为上尿路感染和下尿路感染，上尿路感染包括肾盂肾炎，下尿路感染包括尿道炎和膀胱炎。肾盂肾炎又分为急性肾盂肾炎和慢性肾盂肾炎，一般好发于女性。大肠杆菌、变形杆菌、克雷伯氏菌、铜绿假单胞菌等多种致病菌侵入尿路均可引起感染。本案例中顾客使用诺氟沙星耐药后改用阿莫西林克拉维酸钾片复方制剂，可达到抑制和杀灭细菌的作用，多饮水保证有足够的尿液,可冲走绝大部分细菌,辅助中草药金钱草等,可以清热解毒、利尿排湿,达到满意的治疗效果。

下尿路感染的主要表现:起病多急骤,尿频、尿急、尿痛,或有黏液性分泌物。治疗包括增强机体抵抗力,多饮水,抗感染等。

任务十　过敏性鼻炎的用药指导

扫码看 PPT

学习目标

1. 掌握　过敏性鼻炎的用药指导和健康教育。
2. 熟悉　常用过敏性鼻炎药的适应证、不良反应、服用方法及储存养护。
3. 了解　过敏性鼻炎的分类、症状及诊断。

案 例 引 导

患者,男,35 岁,恰逢春季花开季节,出现与往年春季相同的症状,如鼻塞、鼻痒、流鼻涕、打喷嚏,到夏天花谢后逐渐好转。此案例经诊断为过敏性鼻炎。

问题思考

1. 治疗过敏性鼻炎的药物有哪些?
2. 如何对该患者进行用药指导?

一、有关疾病的信息

1. 病因　过敏性鼻炎又称变应性鼻炎,是鼻腔黏膜的变应性疾病,并可引起多种并发症。表现为充血或者水肿,患者经常出现鼻塞,流清水涕,鼻痒,喉部不适,咳嗽等症状。变态反应家族史者易患此病。

2. 主要症状与体征

(1) 眼睛发红、发痒及流泪。

(2) 鼻痒、鼻涕多、多为清水涕,感染时为脓涕。

(3) 鼻腔不通气,耳闷。

(4) 打喷嚏(通常是突然和剧烈的)。

(5) 黑眼圈(经常揉眼所致)。

(6) 经口呼吸。

(7) 嗅觉下降或者消失。

(8) 头昏、头痛。

(9) 儿童可由于揉鼻子出现过敏性敬礼症。

(10) 表皮破裂。

二、有关药物的信息

（一）典型药物

抗组胺药如氯苯那敏、氯雷他定、西替利嗪等 H_1 受体拮抗剂，糖皮质激素类药物如地塞米松、泼尼松等都可以用于治疗过敏性鼻炎。

盐酸西替利嗪糖浆

本品主要成分为盐酸西替利嗪。

【适应证】

本品用于治疗季节性或常年性过敏性鼻炎，以及由过敏原引起的荨麻疹及皮肤瘙痒。

【用药注意事项】

（1）肾功能损害者应减半剂量。

（2）酒后避免使用。

（3）司机、操作机器或高空作业人员慎用。

（4）本品无特效拮抗剂，严重超量时应立即洗胃，采用支持疗法，并长期严密观察病情变化。

（5）同时服用镇静剂时应慎重。

富马酸酮替芬滴鼻液

本品为无色至微黄色的澄清液体。每瓶含富马酸酮替芬（以酮替芬计）15 mg。辅料为硼酸、硼砂、甘油、依地酸二钠、羟苯乙酯。

【适应证】

用于急、慢性鼻炎及感冒、鼻塞等。

【用药注意事项】

（1）用药期间不得驾驶车辆、飞机、轮船以及进行高空作业。

（2）孕妇及哺乳期妇女在临床医师的指导下使用。

（3）对本品过敏者禁用，过敏体质者慎用，运动员慎用。

（4）本品性状发生改变时禁用。

（5）请将本品放在儿童不能触摸的地方。

（6）未成年人必须在成人的监护下使用。

盐酸麻黄碱滴鼻液

本品为拟肾上腺素药。

【适应证】

用于急、慢性鼻炎及感冒、鼻塞等。

【用药注意事项】

（1）使用后应拧紧瓶盖，以防污染。本品性状发生改变时禁用。

（2）连续使用时间过长，可产生"反跳"现象，出现更为严重的鼻塞。使用过量或发生严重不良反应时应立即就医。

（3）冠心病、高血压、甲状腺功能亢进、糖尿病、闭角型青光眼患者，小儿及孕妇慎用。对本品过敏者禁用。

（4）儿童必须在成人的监护下使用。请将本品放在儿童不能接触的地方。

（5）药品用量详见药品说明书或遵医嘱。

（二）药物治疗原则

（1）糖皮质激素类药物见效较快，但注意避免滥用，以免发生水、盐、糖、蛋白质代谢紊乱。

（2）抗组胺药使用时要注意嗜睡的不良反应，以免引起严重后果。

（3）药物治疗可减轻机体对过敏原的反应并能抑制炎症反应，但药物治疗一般不要超过7日，长期使用会引起药物性鼻炎，使病情更为复杂。

三、健康教育

（1）过敏性鼻炎患者须避开过敏原，如花粉、家中尘螨、毛毯或动物皮屑等。

（2）平时少食用冰凉食物或较寒性的食物，如冷饮、冰激凌、可乐、冰凉水果、苦瓜、白菜等。

（3）待在空调房的时间不宜过长，电扇不宜直吹。

（4）注意劳逸结合，防止受凉，加强锻炼，保持良好的精神状态。

知识拓展

过敏性鼻炎和鼻窦炎的关系

过敏性鼻炎的患者为何常合并鼻窦炎？鼻窦炎是指鼻窦黏膜的炎症，多因鼻窦黏膜纤毛清除分泌物的功能受损。鼻窦开口的阻塞则是此病理变化中关键的一环，而鼻窦开口的阻塞又是上呼吸道感染、过敏性鼻炎和鼻息肉常见的病因，由此可知过敏性鼻炎和鼻窦炎之间存在密切的关系。

鼻窦炎患者上呼吸道感染后7～10日，鼻塞、咳嗽的症状持续存在。鼻窦炎患儿对鼻腔分泌物的处理能力较差，常会出现鼻涕倒流的现象，症状尤其以夜咳为主，鼻涕是清澈样或黄脓样，而发热、鼻窦不舒服或头痛则较少。检查可见鼻黏膜充血而且肿胀，有时也可见脓性鼻漏，特别要注意，过敏性鼻炎合并鼻窦炎患者过敏性鼻炎的鼻腔黏膜表现不明显。

当过敏性鼻炎治疗效果不佳时，必须注意合并鼻窦炎的可能性。此外，许多研究指出，鼻窦炎患者中，罹患过敏性鼻炎的概率较一般人高许多。

四、技能训练

利用所学的知识，小组合作完成以下技能训练，学生可分角色扮演过敏性鼻炎患者和药学人员，以问答的形式进行模拟训练，共同探讨研究过敏性鼻炎患者的用药指导。

（1）过敏性鼻炎患者自述。

（2）药师进行用药指导相关信息的查询。

（3）完成"案例展示"中相关药物的用药指导。

案 例 展 示

案例

一位顾客走进店里，问："药师，我上次买的感冒药吃完了，但是好像没什么用，还是老样子。"

药师问："哦，你目前主要是什么症状？"

顾客说："主要是鼻塞、流鼻涕。"

药师问："一般是什么时间比较严重。"

顾客说："早上。"

药师再问："有没有常打喷嚏？"

顾客说:"有啊。早上起来,一开窗户或一出门就老打喷嚏,然后清水鼻涕就下来了。"

药师问:"你这种现象多久了?"

顾客说:"大概有半个月了,吃过好几种感冒药了,吃的时候还有点作用,停了就又开始了。"

药师说:"你得的应该不是感冒,可能是过敏性鼻炎。"

顾客惊奇地说:"怎么会是鼻炎?"

药师再问:"那你除鼻塞、流鼻涕、打喷嚏外,有出现过头痛、发热、全身不舒服等其他症状吗?"

顾客想了想说:"好像没有。"

药师说:"那就是了,如果是一般感冒一周就差不多康复了,而过敏性鼻炎只要过敏原不除,抵抗力又没得到提升,所以半个月都没什么改善。"

顾客说:"那为什么吃了感冒药又好些了呢?"

药师说:"那主要是因为感冒药里大多数有抗过敏成分啊。"

顾客问:"哦,那我是不是一直要吃感冒药呢?"

药师说:"不是的,近段时间你可以吃些抗过敏药和通窍治鼻炎的中成药,如氯雷他定或鼻炎康、鼻炎片等。但是最主要的是要去除过敏原。"药师拿药给顾客。

顾客问:"怎么去除过敏原啊? 我又不知道过敏原是什么?"

药师答:"你可以去医院做个检查,就可以查出过敏原的。如果只是冷空气和粉尘过敏,可以试试每天早上用淡盐水清洗鼻腔。"

顾客满意地说:"好的,我知道了,谢谢。"

案例点评

机体对某种物质过敏而引起的鼻腔内的炎症,称为过敏性鼻炎,它可引起多种并发症。过敏性鼻炎一般在冬天容易发病,有常年性、季节性之分。季节性过敏性鼻炎呈季节性发作,多在春、秋季发病。常年性过敏性鼻炎,发病频繁且过敏原和引起的症状都比较复杂。

过敏性鼻炎的常见症状如下。

(1)眼睛发红、发痒及流泪。

(2)鼻痒,鼻涕多,多为清水涕,感染时为脓涕。

(3)鼻腔不通气,耳闷。

(4)打喷嚏(通常是突然的和剧烈的)。

(5)黑眼圈(经常揉眼所致)。

(6)经口呼吸。

(7)嗅觉下降或者消失。

(8)头昏、头痛。

(9)儿童可因揉鼻子出现过敏性敬礼症。

过敏性鼻炎的传统防治方法如下。

(1)避免疗法:这是最重要也是最基本的方法,从日常生活作息上寻找容易发病的事、物,并尽量予以避免。

(2)药物疗法:以抗组胺药为主。

(3)使用鼻内喷雾剂。

(4)减敏疗法:在明确过敏原的前提下,通过微量逐步稀释过敏原的原溶液长期注射。

任务十一　支气管哮喘的用药指导

扫码
看 PPT

1. 掌握　支气管哮喘的用药指导和健康教育；并能进行案例的情景对话。
2. 熟悉　常用支气管哮喘药的适应证、不良反应、服用方法及储存养护。
3. 了解　支气管哮喘的分类、症状及诊断。

案 例 引 导

　　患儿，10 岁零 5 个月，反复咳喘 3 年，复发咳嗽、哮喘 10 天。每次咳嗽 5～10 声，有痰，痰液不易咳出。同时有哮喘，以晨起及夜间为主，有流清涕的表现，确诊支气管哮喘 3 年。吸入治疗后好转。10 天前出现咳嗽、哮喘复发。伴发热、打喷嚏、气促、呼吸困难。无腹泻、呕吐及抽搐表现。

　　此案例经诊断为支气管哮喘急性发作（轻度）。

　　问题思考

　　1. 临床上治疗支气管哮喘的药物有哪些？

　　2. 如何对该患者进行用药指导及健康教育？

一、有关疾病的信息

（一）支气管哮喘的分类

　　支气管哮喘（哮喘）是由多种细胞（如嗜酸性粒细胞、肥大细胞、T 淋巴细胞、中性粒细胞、气道上皮细胞等）和细胞组分参与的气道慢性炎症性疾病。这种炎症使易感者对各种刺激因子具有气道高反应性，并能引起气道缩窄，导致反复出现喘息、气促、胸闷和咳嗽等症状，多在夜间和凌晨发生。

　　支气管哮喘根据病因的分类如下。

　　（1）感染性哮喘，由病毒和细菌感染所致。

　　（2）运动性哮喘，由运动引起，与运动的种类、持续时间、量和强度有直接关系。

　　（3）药物性哮喘，因使用某种药物而引起。

　　（4）职业性哮喘，由职业性致喘物引起。

　　（5）过敏性哮喘，常由过敏性的物质作用于个体而引起。

　　另外，根据哮喘发作的时间又可分为急性发作期、慢性持续期和缓解期，不同的时期治疗方案也不同。

（二）支气管哮喘的临床表现

　　1. 病因　支气管哮喘是一种气道慢性炎症性疾病，该病是常见病、多发病，以青壮年和儿童居多。近年来，全球哮喘患病率以每 10 年 20％～50％的比例增长，我国成人哮喘患病率为 1.09％。发病原因尚不安全清楚，目前认为发病原因和遗传因素以及环境因素（如吸入螨虫、粉尘、药物等过敏原）均密切相关，如大气污染、吸烟、呼吸道病毒感染、剧烈运动、吸入大量冷空气、胎儿期母亲的过敏性体质等，都可能引起支气管哮喘。患者表现为呼吸急促、胸闷或胸痛，由于呼吸急促、咳嗽或喘息而导致睡眠困难,引起气道高反应性。

(1)食物因素:引起过敏常见的食物是鱼类、虾蟹、蛋类、牛奶等。

(2)气候因素:当气温、气压和空气中离子等改变时均可诱发哮喘,故在寒冷季节或秋冬气候转变时较多发病。

(3)精神因素:患者情绪激动、紧张不安、怨怒等,都会促使哮喘发作。

(4)药物因素:如心得安、阿司匹林均有可能诱发哮喘。

(5)运动:有70%～80%的哮喘患者在剧烈运动后可诱发哮喘,称为运动诱发性哮喘。

(6)月经、妊娠因素:不少女性哮喘患者在月经期前3～4日有哮喘加重的现象,这可能与月经期前黄体酮的突然下降有关。

2.主要症状与体征 主要症状有呼吸急促、胸闷胸痛。因呼吸急促、咳嗽或喘息导致睡眠障碍。呼吸道感染可加重病情,导致上述症状频繁发作、持续时间长。如果得不到及时治疗可导致昏迷和猝死。

3.理化诊断

(1)血液检查:发作时可有嗜酸性粒细胞增高,但多不明显,如并发感染可有白细胞数增高,中性粒细胞比例增高。

(2)痰液检查:涂片在显微镜下可见较多嗜酸性粒细胞,可见嗜酸性粒细胞退化形成的尖棱细晶、黏液栓螺旋体和透明的哮喘珠。痰液涂片革兰氏染色、细菌培养及药敏试验有助于进行诊断及指导治疗。

(3)动脉血气分析:哮喘严重发作时可出现缺氧,PaO_2降低,过度通气可使PaO_2下降,pH上升,表现为呼吸性碱中毒。如重症哮喘进一步发展,气道阻塞严重,可有缺氧及CO_2潴留,PaO_2升高,表现为呼吸性酸中毒。如缺氧明显,可合并代谢性酸中毒。

(4)胸部X线检查:早期哮喘发作时可见两肺透光度增加,呈过度充气状态,在缓解期多无明显异常。如并发呼吸道感染,可见肺纹理增加及炎性浸润阴影。同时要注意肺不张、气胸或纵隔气肿等并发症的存在。

根据上述检查,明确引起支气管哮喘的病因,还可以做肺功能检查,以排除其他疾病。

支气管哮喘容易并发细菌感染,严重支气管哮喘可致肺水肿、呼吸衰竭、猝死。

课程思政

传统中医中药对支气管哮喘的认识和治疗

支气管哮喘是由多种细胞(如嗜酸性粒细胞、肥大细胞、T淋巴细胞、中性粒细胞、气道上皮细胞等)和细胞组织参与的气道慢性炎症性疾病。冬季多发,或寒冷地区、高原地区、潮湿地区多发,儿童及青少年多见,发病常常有明显外因。

1.寒哮证

主要症状:喉中痰鸣,或气喘,或咳嗽,哮喘因寒冷加重,口淡不渴,舌淡,苔白腻,脉浮或沉,痰稀或黏稠色白,或形寒肢冷,或胸满,或胸闷,或面色晦暗,或渴欲热饮,或头晕。

治法:温阳散寒,宣肺降逆,可选用射干麻黄汤与小青龙汤合方。

2.热哮证

主要症状:喉中痰鸣,或气喘,或咳嗽,痰稠色黄,口渴喜饮,舌红,苔黄腻,脉浮或数,心胸烦热,或面赤,或呛咳,或胸满,或汗出,或胸闷,或头痛,或头晕。

治法:清热益肺,化饮宽胸,可选用泽漆汤。

3.寒哮夹热证

主要症状:喉中痰鸣,气喘,或咳嗽,哮喘因寒冷加重,或口渴喜饮,舌红,苔黄腻,脉浮或沉,痰色时黄时白,或形寒肢冷,或胸满,或胸闷,或面色晦暗,或大便不调,或头晕。

治法:温阳散寒,兼以清热,可选用小青龙加石膏汤与葶苈、大枣泻肺汤合方。

4. 寒哮夹瘀证

主要症状：喉中痰鸣，气喘，或咳嗽，哮喘因寒冷加重，舌质暗或瘀斑，苔厚腻，脉涩或沉，面色青黯，或痰稠色白，或形寒肢冷，或胸痛，或胸闷，或大便不调，或头痛。

治法：温阳散寒，活血化瘀，可选用小青龙汤与生化汤合方。

5. 肺气虚证

主要症状：喉中痰鸣，或气喘，或咳嗽，口淡不渴，气短乏力，舌质淡，苔薄白，脉弱，汗出，或恶寒，或鼻塞，或易感冒，或打喷嚏，或面色不荣。

治法：补益肺气，固护卫气，可选用桂枝加厚朴杏子汤、玉屏风散与四君子汤合方。

6. 肺脾气虚证

主要症状：喉中痰鸣，或气喘，或咳嗽，脘腹痞满，口淡，舌质淡，苔薄白或腻，脉弱，饮食不佳，或倦怠乏力，或痰质黏稠，或大便不调，或哮喘因食油腻加重，或面色不荣。

治法：健脾补肺，益气化痰，可选用桂枝人参汤与六君子汤合方。

7. 肺肾阳虚证

主要症状：喉中痰鸣，或气喘，或咳嗽，吸气不利，手足不温，舌质淡，苔薄白，脉弱，腰酸，或气短不足以息，或耳鸣，或气短，或动则加重，或自汗，或大便溏泄。

治法：温补肾阳，纳气化痰，可选用右归丸与枯梗汤合方。

8. 肺肾阴虚证

主要症状：喉中痰鸣，或气喘，或咳嗽，吸气不利，手足心热，舌红少苔，脉细弱，腰酸，或气短不足以息，或耳鸣，或气短，或动则加重，或咳嗽不利，或盗汗，或大便干结。

治法：滋补肾阴，纳气平喘，可选用麦味地黄丸与桔梗汤合方。

9. 阴阳俱虚证

主要症状：喉中痰鸣，或气喘，或咳嗽，手足不温，口干咽燥，舌红少苔，脉细弱或细数，吸气不利，或畏寒怕冷，或气短不足以息，或腰酸，或耳鸣，或气短，或动则加重，或咳嗽不利，或下肢水肿。

治法：滋补肾阴，温补肾阳，可选用肾气丸与桔梗汤合方。

10. 心肺肾脱证

主要症状：喉中痰鸣，或气喘，呼吸困难，面色苍白，四肢厥冷，舌质淡，苔薄白，脉微欲绝，咳嗽，或大汗淋漓，或气短不足以息，或烦躁，或动则加重，或神志昏迷，或下肢水肿。

治法：回阳救逆，益气固脱，可选用通脉四逆汤与生脉散合方。

二、有关药物的信息

常用的药物如下。

1. 糖皮质激素类药物　具有强大的抗炎、抗过敏作用，可以迅速缓解症状，常用药物包括布地奈德、倍氯米松等。

2. 白三烯受体拮抗剂　可以缓解哮喘症状，常用药物包括孟鲁司特等。

3. 长效 β 受体激动剂　可以扩张支气管，改善胸闷、气促症状，常用药物包括沙美特罗等。

4. 茶碱类药物　具有抗炎和舒张气道作用，常用药物包括氨茶碱等。

5. 短效 β 受体激动剂　吸入此类药物可以在几分钟内起效，用于哮喘急性发作期迅速缓解症状，常用药物包括沙丁胺醇气雾剂等。

6. 抗胆碱药物　能够阻止胆碱能神经兴奋导致的气道平滑肌收缩，适用于慢性支气管炎合并哮喘的患者（喘息性支气管炎），常用药物包括异丙托溴铵等。

7. 色甘酸　具有抑制炎症细胞活性，降低气道高反应性的作用。

（一）典型药物

布 地 奈 德

布地奈德是一种糖皮质激素类药物，可以雾化给药，主要用于哮喘患者，它可以抑制呼吸道的炎症反应、减轻呼吸道的高反应性、缓解支气管痉挛。布地奈德对多种细胞以及其介导的细胞因子所参与的过敏性或者非过敏性的炎症反应具有比较广泛的抑制作用。

【适应证】

（1）本药经口腔吸入给药用于治疗支气管哮喘；慢性阻塞性肺疾病（COPD）患者规律地使用本药可减缓第一秒用力呼气量（FEV1）的下降速度。

（2）本药经鼻腔给药用于治疗季节性或常年性过敏性鼻炎、常年性非过敏性鼻炎；预防鼻息肉切除后鼻息肉的再生及鼻息肉的对症治疗。

【用药注意事项】

（1）本药不应用于快速缓解急性支气管痉挛或者其他哮喘急性发作，亦不用于哮喘持续状态的初始治疗。若在用药期间出现哮喘发作，应给予吸入型短效 β_2 受体激动剂。

（2）在转换用药时应谨慎，应在医师指导下转换用药。

（3）从皮质激素转为本药吸入剂时，可能会暴露出之前被皮质激素抑制的过敏反应，如鼻炎、结膜炎、湿疹、关节炎、嗜酸性反应，应缓慢停用皮质激素。泼尼松减量可采用逐日减量的方法直至停用。

（4）皮质激素撤药期间需密切监测肺功能（第一秒用力呼气量或呼气流量峰值）、β_2 受体激动剂的使用情况、哮喘症状。此外，还需观察是否出现肾上腺功能不全的症状和体征，如疲乏、无力、恶心、呕吐、低血压。

（5）在使用本药时，不可接触眼部，若接触眼部，应立即用水冲洗。

（6）如出现口咽部白色念珠菌感染，应给予适当的局部或全身抗真菌药，同时可继续使用本药，但有时可能需停药。

（7）如出现皮质激素反应，应缓慢降低本药剂量，并采取适当措施以降低皮质激素含量和管理哮喘症状。

（8）如出现支气管痉挛，需立即使用吸入型短效 β_2 支气管扩张药，并停用本药，开始替代治疗。

（9）如出现超敏反应，应停药。

（10）哮喘患者用药应监测 FEV1、最大呼吸流量和（或）其他肺功能检查。

（11）本药吸入剂含少量乳糖（其中含微量牛奶蛋白），若患者对牛奶蛋白严重过敏，可能出现咳嗽、喘鸣或支气管痉挛。

孟鲁司特钠片（咀嚼片）（儿童片）

本药是一种选择性白三烯受体拮抗剂。研究表明，体内诸多自体活性物质（如白三烯等）对炎症、过敏反应和哮喘有一定的作用。本药能拮抗白三烯受体，因而对哮喘有效，尤其是对阿司匹林敏感的哮喘，能减少发作次数和症状，减轻对激素的依赖。本药对激素已耐药的患者亦有效。

【适应证】

（1）15 岁及 15 岁以上成人哮喘的预防和长期治疗，包括预防白天和夜间的哮喘症状，治疗对阿司匹林敏感的哮喘以及运动诱发的支气管收缩。一般含量为每片 10 mg，2～14 岁的儿童可选用每片 5 mg 的药，2 岁以下可选用每片 4 mg 的药。

（2）缓解季节性过敏性鼻炎引起的症状。一般含量为每片 10 mg，2～14 岁的儿童可选用每片 5 mg 的药，2 岁以下可选用每片 4 mg 的药。

【用药注意事项】

（1）口服本品治疗急性哮喘发作的疗效尚未确定。因此，不应用于治疗急性哮喘发作。

（2）虽然在医师的指导下可逐渐减少合并使用的吸入糖皮质激素剂量，但不应用本品突然替代吸入或口服糖皮质激素。

（3）接受包括白三烯受体拮抗剂在内的抗哮喘药治疗的患者，在减少全身糖皮质激素剂量时，极少病例发生以下一项或多项情况：嗜酸性粒细胞增多症、血管性皮疹、肺部症状恶化、心脏并发症和（或）神经病变（有时诊断为全身性嗜酸性粒细胞性血管炎）。虽然尚未确定这些情况与白三烯受体拮抗剂的因果关系，但接受本品治疗的患者在减少全身糖皮质激素剂量时，建议应加以注意并进行适当的临床监护。

（4）孕妇及哺乳期妇女用药注意事项如下。

①无孕妇研究资料，除明确需要服药外，孕妇应避免服用本品。

②全球上市后经验显示，妊娠期间使用本品后有罕见的新生儿先天性肢体缺陷的报道。这些孕妇绝大部分在妊娠期间还使用了其他治疗哮喘的药物，本品的使用与这些事件的因果关系尚未建立。

③尚不明确本品是否能从乳汁分泌。由于许多药物均可从乳汁分泌，哺乳期妇女应慎用本品。

④已在 6 个月至 14 岁的儿童中对本品进行了安全性和有效性研究。6 个月以下儿童患者的安全性和有效性尚未研究。

⑤研究表明本品不会影响儿童的生长速率。

沙丁胺醇气雾剂

沙丁胺醇气雾剂的主要成分为沙丁胺醇，该药为选择性 β_2 受体激动剂，可选择性激动支气管平滑肌 β_2 受体，具有较强的支气管扩张作用。气雾剂吸入之后对心脏的兴奋作用比较小，该药可用于预防和治疗支气管哮喘、喘息型支气管炎等，伴有支气管痉挛、喘鸣的呼吸道疾病，如慢性支气管炎性发作、肺气肿、慢性阻塞性肺疾病急性加重、伴有气道高反应状态的急性支气管炎、间质纤维化气道高反应状态等。

【适应证】

本品用于缓解哮喘或慢性阻塞性肺疾病（可逆性气道阻塞疾病）患者的支气管痉挛，预防运动诱发的哮喘，或其他过敏原诱发的支气管痉挛。

【用药注意事项】

（1）高血压、冠心病、糖尿病、甲状腺功能亢进等患者慎用。

（2）长期使用可产生耐药性，不仅疗效降低，而且有加重哮喘的危险。因此，对经常使用本品者，应同时使用吸入或全身皮质类固醇治疗。若患者症状较重，需要每日多次吸入本品者，应同时监测呼气流量峰值，并到医院就诊，请专业医师指导治疗和用药。

（3）运动员慎用。

（4）孕妇及哺乳期妇女慎用。

（5）儿童慎用。

（6）老年人用药尚不明确。

（7）药物过量：药物过量中毒的早期表现包括胸痛，头晕，持续、严重的头痛，严重高血压，持续恶心、呕吐，持续心悸，情绪烦躁不安等。反复过量使用偶可引起支气管痉挛，如有发生，应立即停用并在医师指导下调整治疗方案。

（二）药物治疗原则

1. 及早用药　尽量在每次哮喘发作的早期采用疗效迅速的药物加以控制。哮喘发作的早期病情较轻，及时使用解除支气管痉挛的药物，可起到事半功倍的效果。有的患者认为一次发作较轻，且症状消失快，便不重视及早用药；或者平时经常有一些气促症状，但对于病情的变化没有觉察，以致未能及早用药。如果等到哮喘加剧后才匆匆就医，结果只能事倍功半，甚至造成不良后果。

要警惕发病的早期症状，如鼻和咽喉部发痒、刺激性咳嗽、喘鸣等。一旦出现上述症状，可采用起效迅速的支气管扩张剂气雾吸入，效果明显，维持作用的时间亦较长。

2. 有效用药　大多数患者在哮喘发作时，经过一次雾化吸入治疗就可控制症状，但也有不少患者在数小时后哮喘症状再次出现，因此认为雾化吸入治疗只适用于哮喘发作时，而且疗效短的这种看法是片面的。对一些近期哮喘反复发作的患者，每日进行 3～4 次的定时雾化吸入，能够让药物的作用连续，从而有效控制和缓解哮喘症状。如果经雾化吸入治疗后，效果不明显，甚至症状加剧，则表示病情恶化，应及时就医。

3. 预防用药　支气管哮喘发作有一定的规律性，发作原因又因人而异，因此，应当留心观察，找出发病规律。患者一方面应尽可能避免接触有诱发性的物质，另一方面应及时预防性用药，如色甘酸钠、噻庚酮、息斯敏等都有一定的预防作用。但大多数预防性药物在开始应用阶段，对症状的改善不明显，往往需要连续使用 2 周以上才能发挥作用，所以，无论患者当时是否有症状，每日都要定时服用，这样才能起到预防的作用。

三、健康教育

（一）非药物治疗原则

（1）避免饲养宠物，以防宠物皮屑、皮毛过敏；避免接触花粉、柳絮等，避免去花草盛开的地方，柳絮飞舞的季节出门时应佩戴防尘口罩；定期清洁居住环境，清理空调过滤网，衣服、床单等定期在太阳下暴晒，防止尘螨滋生；如果生活环境较为潮湿，应该使用除湿器；天气寒冷时，出门戴口罩，防止吸入干燥寒冷的空气；保持良好的情绪，如果有精神因素困扰，积极寻求心理医师的帮助或进行药物治疗。

（2）饮食调理：忌烟、酒、辛辣食物、海鲜等，提倡多饮水，多吃新鲜蔬菜水果。注意：少食多餐，避免暴饮暴食，避免过甜过咸的食物，不吃生冷食物。一日三餐，每餐八分饱，晚餐吃早，不要饱腹入睡，不然会影响心脏功能。肺气肿、肺心病患者不可蹲便，以防止肺大泡、气胸发生。

（二）辅助治疗方法

可以用传统中医的按摩、拔罐、刮痧、熏洗、艾灸、手疗、足疗、耳疗、药物、贴敷、食疗以及现代医学中的运动、音乐、心理调护的方法调理，为哮喘患者提供更多的自我治疗的途径。

（三）就医提示

呼吸急促、胸闷或胸痛、睡眠困难、呼气时发出呼啸声或喘息声、咳嗽或喘息发作，上述症状发作频率增加，每次持续时间较长；使用药物（如沙丁胺醇气雾剂、特布他林雾化剂）后无明显改善，如出现以下情况应立即就医或拨打120急救电话：胸闷、气促症状持续不缓解；极度呼吸困难；昏迷。

> **知识拓展**
>
> #### 支气管哮喘的金标准
>
> 支气管哮喘的金标准：反复发作的喘息、呼吸困难、胸闷或咳嗽，多与接触过敏原、冷空气、物理及化学性刺激、病毒性上呼吸道感染、运动等有关。发作时在双肺可闻及散在弥漫性、以呼气相为主的哮鸣音，呼气相延长。上述症状可经治疗缓解或自行缓解。症状不典型者（如无明显喘息和体征）至少应有下列三项中的一项阳性（肺功能检查）：支气管激发试验或运动试验阳性；支气管舒张试验阳性（经吸入 β_2 受体激动剂时，FEV1 增加 15% 以上，且 FEV1 增加绝对值≥200 mL；呼气流量峰值日内变异率或昼夜波动率≥20%。通过肺功能的相关检查，可以确定是否为支气管哮喘。

四、技能训练

利用所学的知识，小组合作完成以下技能训练，学生可分角色扮演支气管哮喘患者和药学人员，以问答的形式进行模拟训练，共同探讨支气管哮喘的用药指导。

（1）支气管哮喘患者自述。

（2）药师进行用药指导相关信息的查询。

（3）完成"案例展示"中相关药物的用药指导。

 案 例 展 示

案例

一位老爷爷走进药店。

药师上前询问："您好！请问需要些什么？"

顾客说："我的孙儿4岁，因咳嗽一周，加重伴哮喘半天余，在三峡中心医院住院治疗好转，医师说要买哮喘药预防和治疗，药店有这些药吗？"

药师说："有的，孩子有哪些什么症状，咳嗽吗？"

顾客说："咳嗽。"

药师说："是黄痰还是白痰，黏稠吗？"

顾客说："开始是白色泡沫，之后转为黄痰。"

药师说："流鼻涕吗？"

顾客说："流清鼻涕，有时又有浓鼻涕。"

药师说："感冒引起咳嗽，白痰转为黄痰，清鼻涕转为浓鼻涕，可能是受风寒，炎热化火，可以祛表寒，清内热。"

药师又问："家族有哮喘史吗？"

顾客说："没有，但爷爷有鼻炎史。"

药师说："可否描述一下喘咳的症状。"

顾客说："咳嗽为阵发性咳嗽，2～3声/次，活动后为主，偶感喉间痰响，于半天前咳嗽加剧，5～6声/次，频次有所增加，哮喘时稍气促，伴流清鼻涕，偶尔打喷嚏"。

药师说："根据你描述的病情可购买孟鲁司特钠咀嚼片4 mg，一日一次，一次一片。本药能拮抗白三烯受体，因而对哮喘有效，能减少对激素的依赖。本药对激素已耐药的患者亦有效，可长期服用。另外，平时应注意避免感冒，可以服用双黄连口服液，一日三次，每次一支（10 mL），还可以用小儿咳喘灵颗粒，对症治疗，减少咳嗽，预防哮喘，口服，一日三次，每次1.5 g（一袋半）。"

药师带领顾客取药，顾客拿着药仔细看了看说："我想孙儿好得快些，还需要注意些什么呢？"

药师说："一方面应尽量避免接触有诱发性的物质，另一方面应及时预防性用药，注意冷热，出门戴口罩，保持良好的心态，定期咨询医师或药师。"

顾客说："好的，我会注意的，谢谢药师。"

顾客拿着药去收银台付款。

案例点评

支气管哮喘是由多种细胞和细胞组分参与的气道慢性炎症性疾病。这种炎症使易感者对各种激发因子具有气道高反应性，并能引起气道缩窄，导致反复出现喘息、气促、胸闷、咳嗽等症状。

治疗：本病为典型的支气管哮喘遇感冒加重，服用孟鲁司特钠咀嚼片有效。体内诸多自体活性物质（如白三烯等）对炎症、过敏反应和哮喘有一定的作用，本品能拮抗白三烯受体，因而对哮喘有效，可长期服用。本品能减少喘息的次数，减少对激素的依赖。

任务十二　滴虫性阴道炎的用药指导

学习目标

1. 掌握　滴虫性阴道炎的用药指导和健康教育。
2. 熟悉　常用滴虫性阴道炎药的适应证、不良反应、服用方法及储存养护。
3. 了解　滴虫性阴道炎的分类、症状及诊断。

案 例 引 导

患者，女，46岁，自述近3个月来外阴瘙痒难忍，奇痒无比，伴随白带增多，色黄绿等症状，经涂抹皮炎平，内服抗真菌药后无明显效果。此案例经医院检查诊断为滴虫性阴道炎。

问题思考

1. 治疗滴虫性阴道炎常用的药物有哪些？
2. 如何对该患者进行用药指导？

一、有关疾病的信息

（一）滴虫性阴道炎概述

滴虫性阴道炎是由阴道毛滴虫引起的主要通过性交传播的寄生虫疾病，具有传染性，也可经公共浴池、浴盆、游泳池、衣物、器械等途径接触传播。

（二）滴虫性阴道炎临床表现

阴部瘙痒，少数有灼热感。白带增多，且为黄绿色，阴道黏膜发炎，呈鲜红色，上覆斑片状假膜，常伴泡沫样分泌物。

二、有关药物的信息

甲 硝 唑 栓

治疗滴虫性阴道炎首先要消除诱因，症状轻者以局部用药为主，可用甲硝唑栓治疗，症状严重者还要配合全身治疗，可口服抗滴虫感染药物。

甲硝唑栓属于合成抗菌药，临床上多用于厌氧菌感染。

【适应证】

本品用于治疗滴虫性阴道炎。

【用药注意事项】

（1）本品仅供阴道给药，切忌口服。

（2）出现过敏反应时应停药就医。

（3）如使用过量或出现严重不良反应，请立即就医。

（4）药品用量详见药品说明书或遵医嘱。

甲 硝 唑 片

甲硝唑片属于抗微生物类药物。

【适应证】

用于治疗肠道和肠外阿米巴病(如阿米巴肝脓肿、胸膜阿米巴病等)。还可用于治疗滴虫性阴道炎、小袋虫病和皮肤利什曼病、麦地那龙线虫感染等。目前还广泛用于厌氧菌感染的治疗,如厌氧菌感染导致的牙髓炎等。

【用药注意事项】

(1)15%~30%病例可出现不良反应,以消化道反应最为常见,包括恶心、呕吐、食欲不振、腹部绞痛,一般不影响治疗;神经系统症状有头痛、眩晕,偶有感觉异常、肢体麻木、共济失调、多发性神经炎等,大剂量可致抽搐。少数病例可见荨麻疹、潮红、瘙痒、膀胱炎、排尿困难、口腔金属味及白细胞减少等病症,均属可逆性,停药后可自行恢复。

(2)有活动性中枢神经系统疾病和血液病者禁用。孕妇及哺乳期妇女禁用。

(3)药品用量详见药品说明书或遵医嘱。

替 硝 唑 片

替硝唑片属于抗微生物类药物。

【适应证】

用于各种厌氧菌感染,如败血症、骨髓炎、腹腔感染、盆腔感染、肺支气管感染、肺炎、鼻窦炎、皮肤蜂窝组织炎、牙周感染及术后伤口感染;用于结肠直肠手术、妇产科手术及口腔手术等的术前预防用药;用于肠道内及肠道外阿米巴病、滴虫性阴道炎、贾第虫病、加德纳菌性阴道炎等的治疗;也可作为甲硝唑的替代药用于幽门螺杆菌所致的胃窦炎及消化性溃疡的治疗。

【用药注意事项】

(1)不良反应少见而轻微,主要为恶心、呕吐、上腹痛、食欲下降及口腔金属味,可有头痛、眩晕、皮肤瘙痒、皮疹、便秘及全身不适。此外还可有中性粒细胞减少、双硫仑样反应及黑尿。高剂量时也可引起癫痫发作和周围神经病变。

(2)对本品或吡咯类药物过敏患者以及有活动性中枢神经系统疾病和血液病者禁用。

(3)药品用量详见药品说明书或遵医嘱。

双 唑 泰 栓

本品为复方制剂,其组分为甲硝唑、克霉唑、醋酸氯己定。

【适应证】

本品用于细菌性阴道病、念珠菌性外阴道炎、滴虫性阴道炎及细菌、真菌、滴虫混合感染性阴道炎。

【用药注意事项】

(1)本品仅供阴道给药,切忌口服。

(2)使用本品时应避开月经期。

(3)无性生活史的女性应在医师指导下使用。

(4)用药部位如有烧灼感、红肿等情况应停药,并将局部药物洗净,必要时向医师咨询。

(5)给药时应洗净双手或戴指套或手套。

(6)用药期间注意个人卫生,防止重复感染,使用避孕套或避免房事。

(7)哺乳期妇女应用本品时应停止哺乳。

(8)老年人慎用。

(9)使用中若出现过敏症状或中枢神经系统不良反应,应立即停药。

（10）肝、肾功能不全者慎用。

（11）治疗滴虫性阴道炎时,需同时治疗其性伴侣。

（12）使用本品期间不得饮酒或含有酒精的饮料。

（13）对本品过敏者禁用,过敏体质者慎用。

（14）本品性状发生改变时禁止使用。

（15）请将本品放在儿童不能接触的地方。

（16）如正在使用其他药品,使用本品前请咨询医师或药师。

三、健康教育

非药物治疗的原则如下。

（1）应注意避免不洁性行为,以及不与他人共浴,共用毛巾、脸盆等。

（2）有配偶的女性患病,其配偶也应共同治疗。

（3）注意月经期卫生。

四、技能训练

利用所学的知识,小组合作完成以下技能训练,学生可分角色扮演滴虫性阴道炎患者和药学人员,以问答的形式进行模拟训练,共同探讨研究滴虫性阴道炎的用药指导。

（1）滴虫性阴道炎患者自述。

（2）药师进行用药指导相关信息的查询。

（3）完成"案例展示"中相关药物的用药指导。

 案 例 展 示

案例

一位年轻女性顾客面带愁容地在柜台前努力搜寻着,药师上前询问:"你好,请问需要什么么?"顾客抬头,看了一眼身着白大褂的药师,目光停留在了药师的工作牌上。

药师似乎明白了什么,问:"我能帮你什么吗? 我是这里的药师。"

顾客非常不好意思地开口:"我想买些妇科药,可是不知道该买什么?"

药师关切地问:"能把你的症状告诉我吗? 我可以帮你判断该配什么药。"

顾客低下头为难地说:"我,我白带多,又痒⋯⋯"顾客已难以表述下去。

药师说:"现在天气潮热,是妇科病的高发期,很多年轻女性因为工作忙、压力大,一不小心就得了妇科病,这是难免的。"

顾客说:"哦,是嘛。"顾客似乎找到了一位可以倾诉的朋友,长长地舒了口气,同时也抬头正视了药师。

药师说:"那你的白带是什么样的呢? 蛋清样? 奶酪状? 豆腐渣样? 脓性、泡沫状?"药师认真地看着顾客。

顾客说:"好像豆腐渣一样,黄黄的,反正很多。"

药师说:"很痒吗? 有没有时间段? 比如在被窝里有没有特殊感觉? 有没有烧灼感?"

顾客说:"恩,在被窝里特别痒,是感觉里面热热的。"

药师进一步问:"你或者你的爱人有脚气吗?"

顾客不解地问:"这和妇科病有关吗?"

药师说:"是的,有一定的相关性。这样问也是为了判断是外部感染造成的还是体内湿气造成的。"

顾客说:"哦,我爱人有比较重的脚气,我也有点的。"

药师思考后回答:"这样啊,按你的症状,我基本可以判断是念珠菌性阴道炎,就是大家俗称的霉菌性阴道炎。"

顾客激动地说:"霉菌性阴道炎?我怎么会得这种病?我一向很注意个人卫生的!而且又很规矩,怎么会这么严重?会不会搞错啊?"

药师解释:"别紧张,听我说,这不是什么大病。霉菌性阴道炎是一种很常见的妇科病,很多女性朋友都经历过。它的致病因素很多,如过长时间滥用抗生素;过度清洁,每天使用偏酸性的药水清洗;或者家里人有脚气,没有把内裤和袜子分开洗,或者混用洗脚盆和洗下身的盆子;还有内裤没有常在太阳下暴晒等,这些都可能造成霉菌性阴道炎。只要对症下药,按疗程使用,并不难治的,所以你不用紧张哦。"

顾客说:"噢,原来这样。怪不得我以前都用清水洗下身也没觉得有什么问题,最近几个月因为听朋友说BB粉洗洗可以杀菌,我就每天晚上用它来洗。还有我最近一周因为感觉不舒服就自己买了头孢来吃,已经吃了两盒了,越吃越不对了。"顾客似乎已经明白了什么。

药师说:"这就对了,这就是原因啊。人的身体本身是个平衡体,各种细菌和平存在,不会导致疾病,由于你长期使用抗菌洗液,加上最近又错用了抗生素,导致了体内菌群失调,所以才会得病。"

顾客急切地问:"那,请问药师我该怎么办呢?"

药师耐心地解释:"别急,我把方法和步骤和你说:首先,要保持外阴清洁干燥,避免搔抓。治疗期间禁止性生活。尽量少吃辛辣刺激性食物。其次,可采用一些碱性溶液(比如小苏打)冲洗外阴、阴道,改变酸碱度,抑制霉菌的生长繁殖。然后,可使用咪唑类栓剂,其对霉菌性阴道炎有很好的疗效。还可使用克霉唑软膏或达克宁软膏外涂,可以治疗因霉菌感染引起的外阴炎,减轻外阴瘙痛的症状。由于霉菌感染可以通过性生活在夫妻间相互传染,因此可以通过口服药对双方进行治疗,口服药同样可以抑制肠道念珠菌。但是一般如果没有反复发作,先不考虑口服药。可以在本次月经干净后重复用一个疗程的药,你爱人也可以考虑用碱性溶液适当清洗。"

顾客说:"那就麻烦你给我配一个疗程的药,我想尽快好起来。"顾客脸上已经舒展了愁容。

药师再次交代:"好的。你一定要坚持把药用完,不能随意停药,如果中途有什么不适可以来找我。当然头孢不能再吃了,以后吃这类抗生素之前一定要咨询医师或药师。还有我刚才说的平时要注意,好了以后不要用药水清洗,应该用清水洗,不舒服了也要正确选择药水。"

顾客感激地说:"好的,知道了,谢谢药师。"

药师说:"那麻烦你到收银台付钱吧。"药师把药交给顾客。

顾客去收银台付完钱后满意地走了。

案例点评

常见的几种阴道炎如下。

1. 细菌性阴道炎 细菌性阴道炎又称非特异性阴道炎。主要表现为阴道分泌物增多,并多为脓性,有臭味。阴道有烧灼感、刺痛、坠胀感,可伴盆腔不适及全身乏力。妇科检查时,可发现阴道黏膜潮红、充血、水肿、触痛、分泌物增多、有脓性分泌物甚至结痂。没有症状的患者一般可以不用治疗,但在一些妇科手术前应进行治疗,而有症状的患者则应及时治疗。常选用抗厌氧菌药物,主要有甲硝唑、克林霉素,口服药物治疗与局部药物治疗疗效相似。

2. 滴虫性阴道炎 滴虫性阴道炎是妇科常见病,是由阴道毛滴虫感染引起的。毛滴虫只能寄生于人体的泌尿生殖道。一些妇女阴道内有毛滴虫寄生却不发病,而当机体抵抗力降低,或阴道内环境改变,阴道内酸度降低变为中性时,阴道毛滴虫即可大量繁殖而出现症状。如妇女在妊娠期和月经过后,由于阴道内乳酸杆菌减少,酸碱度接近中性,很容易感染阴道毛滴虫。性接触的双方常可同时感染本病,本病还常与其他性病(如淋病)同时存在。症状主要是白带增多,白带质地稀薄,容易流出,颜色为灰黄色或黄绿色,严重时带有血色,白带中有小泡沫,气味很臭。生殖器尤其是外阴部位,如阴唇、会阴、肛门周围有烧灼感或奇痒,犹如小虫子在爬,使人坐立不安,不由自主地要搔抓,并可引起局部皮炎。性交时会感到阴部不适、疼痛,有的还会出血,严重时还会发生滴虫性尿道炎、膀胱炎,甚至上行感染导致肾盂肾炎,继而出现尿频、尿急、尿痛和腰痛等症状。

治疗如下。

1. 清洗阴道及局部外生殖器 可用 1∶5000 高锰酸钾溶液冲洗,合并感染者可用 1∶2000 新洁尔灭溶液冲洗,也可取灭滴灵 2 片,每晚在冲洗阴道及外生殖器后塞入阴道,7～10 日为一疗程。

2. 口服药物 灭滴灵片 500 mg,每日 2 次,连用 7 日。

3. 霉菌性阴道炎 霉菌性阴道炎的典型症状就是外阴瘙痒,患者的瘙痒症状时轻时重,时发时止,瘙痒严重时坐卧不宁,寝食难安,炎症较重还可能出现小便痛、性交痛、白带明显增多。白带增多是本病的另一主要症状,白带一般很稠,典型的霉菌性阴道炎的白带呈豆腐渣样或乳凝块状。当然,最后确诊还要到医院检查,患者不要根据自己的判断自行买药治疗疾病,因为这可能会延误其他疾病的诊断。诊断依据:外阴奇痒,白带呈白色稠厚豆腐渣样;阴道黏膜红肿,严重的形成浅溃疡;阴道分泌物中可分离出白色念珠菌。常选用咪唑类栓剂治疗。

任务十三 贫血的用药指导

扫码
看 PPT

学习目标

1. 掌握 贫血的用药指导和健康教育。
2. 熟悉 常用贫血药的适应证、不良反应、服用方法及储存养护。
3. 了解 贫血的分类、症状及诊断。

案例引导

患者,男,10 月 3 日。患者出生时因低体重到医院检查住院,治疗诊断为贫血,体格检查提示血常规红细胞 3.03×10^{12}/L,血红蛋白 79.0 g/L,红细胞平均体积 51.3 fl(80～94 fl),平均血红蛋白含量 15.7 pg(27～34 pg),平均血红蛋白浓度 306.0 g/L,提示为小细胞低色素性贫血。

问题思考

1. 临床上治疗贫血的药物有哪些?

2. 如何对该患者进行用药指导及健康教育?

一、有关疾病的信息

（一）贫血的分类

贫血是临床上常见的由多种不同原因或疾病引起的一种症状，是指外周血中单位容积内血红蛋白浓度（Hb）、红细胞计数（RBC）和（或）血细胞比容（HCT）低于相同年龄、性别和地区的正常标准。一般认为在平原地区，成年男性 $Hb<120\ g/L$、$RBC<4.5\times10^{12}/L$ 和（或）$HCT<0.42$，女性 $Hb<110\ g/L$、$RBC<4.0\times10^{12}/L$ 和（或）$HCT<0.37$ 可诊断为贫血。

1. 根据红细胞形态特点分类

根据患者的红细胞平均体积（MCV）及红细胞平均血红蛋白浓度（MCHC）将贫血分为三类。

（1）大细胞性贫血：$MCV>100\ fl$。主要有叶酸或维生素 B_{12} 缺乏引起的巨幼红细胞性贫血、溶血性贫血、网织红细胞大量增多时、肝病及甲状腺功能减退所致的贫血。

（2）正常细胞性贫血：$80\ fl<MCV<100\ fl$，$32\%<MCHC<35\%$。属于此类贫血的主要有再生障碍性贫血、溶血性贫血及急性失血性贫血。

（3）小细胞低色素性贫血：$MCV<80\ fl$、$MCHC<32\%$。属于此类贫血的有缺铁性贫血、珠蛋白生成障碍性贫血、铁粒幼细胞贫血及某些慢性病贫血。

2. 根据贫血的病因和发病机制分类

（1）红细胞生成减少：缺乏造血原料（铁、叶酸和维生素 B_{12} 等）及骨髓疾病影响造血。

（2）红细胞破坏过多：由于红细胞破坏过多，体内的代偿能力不足以弥补和维持红细胞生成与破坏之间的平衡。

（3）失血：包括急、慢性失血。

（二）贫血的临床表现

1. 病因

（1）造血原料异常：主要原因为造血原料的来源不足、吸收障碍、转运障碍、利用障碍等，导致红细胞生成不足，造成贫血。常见的有缺铁引起的缺铁性贫血，缺乏叶酸或维生素 B_{12} 引起的巨幼细胞性贫血等。

（2）造血细胞异常：如骨髓红系造血干细胞和造血祖细胞异常，导致骨髓无效造血；肿瘤放射或化学治疗会使造血细胞受损等。

（3）造血微环境及调节因子异常：包括骨髓基质细胞（骨髓中的一类多能干细胞）和细胞因子的异常等，导致红细胞生成减少。

（4）红细胞破坏过多：溶血性贫血。各类溶血性贫血的共同特点是红细胞寿命缩短。主要是红细胞内在缺陷，或外在因素导致红细胞被破坏，从而引起红细胞减少，造成贫血。

（5）失血：失血性贫血。包括急性的短时间大量的失血和慢性失血。

2. 主要症状和体征 贫血可引起多器官多系统的不同表现，最早出现的症状是头晕、乏力、困倦，最常见的症状是皮肤黏膜苍白，症状的轻重取决于贫血的速度、程度以及人体的代偿能力。呼吸循环系统的症状主要表现为心慌、胸闷、心肌缺血、心功能不全等；神经肌肉系统症状主要表现为头痛、头晕、耳鸣、晕厥、肌肉乏力和疲劳等；消化系统症状主要表现为食欲不振、恶心、腹胀等；泌尿生殖系统症状主要表现为多尿、泡沫尿（尿中漏蛋白）、月经紊乱以及性欲减退等症状，检查时可能发现低比重尿（尿液内可溶性物质和水分的比例偏低）。

3. 理化诊断 贫血并非一种独立的疾病，医师可通过询问患者病情，了解病史资料，结合体格检查进行诊断。理化诊断包括血常规检查、外周血涂片检查、骨髓检查以及其他检查，通过理化诊断可明确贫血病因以及类型，便于患者得到及时治疗。

4. 并发症 青少年生长发育迟缓、心肌代偿性肥厚、消化功能减退、胆道结石或脾大、肾衰竭。

传统中医中药对贫血的认识和治疗

1. 气血两虚　面色㿠白或萎黄,心悸气短,头晕目眩,失眠健忘,多梦自汗,神疲乏力,或发色不泽,唇甲淡白,或食少纳呆,饮食无味,形体消瘦,或手足麻木,肌肤不仁。

治疗:补气养血,健脾益气,可用归脾汤、八珍汤。

2. 脾胃气虚　脾虚主要指脾脏运化功能虚弱,会直接影响摄入的营养物质的消化吸收。

治疗:健脾和胃,益气养血,可用香砂养胃丸(寒气血虚)和当归补血汤。

3. 心脾两虚:神疲,倦怠,乏力,语声低微,头晕目眩,心悸,怔忡,食欲不振。

治疗:补脾养心,补气养血,可用归脾丸和人参归脾丸。

4. 肝肾阴虚　口唇色淡,爪甲无泽,头晕耳鸣,两目干涩,面部烘热,胁肋隐痛,五心烦热,潮热盗汗,咽干口燥,舌红少津,少苔或无苔,脉细数。

治疗:滋肾养肝,养阴清热,可用六味地黄丸。

5. 脾肾阳虚　脾肾阳气亏虚,温化失权所表现出来的证候。腹部隐隐作痛,腹泻便溏,甚至五更泄泻。

治疗:温补脾肾,壮阳益精,可用真人养脏汤。

二、有关药物的信息

治疗贫血的药物有多种,不同的贫血类型,需要不同的药物治疗。常见的有治疗缺铁性贫血的药物,如蔗糖铁、右旋糖酐铁、二维亚铁、三维亚铁、琥珀酸亚铁等,康力龙、达那唑、抗淋巴细胞球蛋白、抗胸腺细胞球蛋白,还有免疫抑制剂,如环磷酰胺、硫唑嘌呤等。治疗自身免疫性溶血性贫血的药物有糖皮质激素类药物,如醋酸泼尼松、地塞米松、甲泼尼松,还有免疫抑制剂,如硫唑嘌呤、环磷酰胺等。治疗肾性贫血的药物,最常见的就是促红细胞生成素。

（一）常用药物

琥珀酸亚铁片

本品在临床上可用于治疗各种原因导致的缺铁性贫血,如消化道出血和尿毒症等。尿毒症患者常伴有缺铁性贫血,一般是由尿毒症本身及其治疗过程所造成的。琥珀酸亚铁片的主要作用:琥珀酸亚铁片经口服吸收后进入人体血液形成血清铁,血清铁经一系列的作用,参与形成血红蛋白,改善细胞的携氧能力,进而改善贫血。

【适应证】

本品适用于缺铁性贫血的预防和治疗。

【用药注意事项】

（1）用于日常补铁时,应采用预防量。

（2）本品不应与浓茶同服。

（3）本品宜在饭后或饭时服用,以减轻胃部刺激。

（4）如服用过量或出现严重不良反应,应立即就医。

（5）对本品过敏者禁用,过敏体质者慎用。

（6）治疗剂量不得长期使用,应在医师确诊为缺铁性贫血后使用,且在治疗期间应定期检查血常规和血清铁水平。

（7）下列情况慎用:酒精中毒、肝炎、急性感染、肠道炎症、胰腺炎、胃与十二指肠溃疡、溃疡性肠炎。

（8）本品性状发生改变时禁止使用。

（9）请将本品放在儿童不能接触的地方。

（10）儿童必须在成人的监护下使用。

（11）如正在使用其他药品，使用本品前请咨询医师或药师。

（12）维生素 C 与本品同服，有利于本品的吸收。

（13）本品与磷酸盐、四环素类及鞣酸等同服，可影响铁的吸收。

（14）肝、肾功能严重损害，尤其是伴有未经治疗的尿路感染者禁用。

（15）铁负荷过高、血色病或含铁血黄素沉着症患者禁用。

（16）非缺铁性贫血（如地中海贫血）患者禁用。

叶 酸 片

维生素 B_9 通常指叶酸，属于水溶性 B 族维生素。由于绿叶菜中含有较高的维生素 B_9，因此也称为叶酸，叶酸对人体多项生命活动具有重要的调节作用，参与多种氨基酸以及核酸合成。

（1）维持造血功能：较为重要的作用，如果患者出现叶酸缺乏，可能会影响造血功能，出现巨幼细胞性贫血。

（2）促进神经系统发育：对于神经系统的发育以及生理功能具有重要的调节作用，在女性备孕期以及孕期，可能需要补充叶酸，补充叶酸可以降低胎儿畸形的发生。部分患者缺乏叶酸，也可能出现神经系统的疾病。

（3）维持心脑血管功能：叶酸对于心脑血管疾病的患者，具有较为重要的调节作用，部分高血压患者发病，与体内的叶酸缺乏相关，而同型半胱氨酸与心脑血管疾病发病具有一定相关性。

【适应证】

（1）各种原因引起的叶酸缺乏及叶酸缺乏所致的巨幼细胞性贫血。

（2）妊娠期、哺乳期妇女预防给药。

（3）慢性溶血性贫血所致的叶酸缺乏。

【用药注意事项】

（1）静脉注射较易致不良反应，故不宜采用；肌内注射时，不宜与维生素 B_1、维生素 B_2、维生素 C 同管注射。

（2）口服大剂量叶酸，可影响微量元素锌的吸收。

（3）诊断明确后再用药。若为试验性治疗，应用生理量（一日 0.5 mg）口服。

（4）巨幼细胞性贫血常合并缺铁，应同时补充铁，并补充蛋白质及其他 B 族维生素。

（5）恶性贫血及疑有维生素 B_{12} 缺乏的患者，不单独用叶酸，因这样会加重维生素 B_{12} 的负担和神经系统症状。

（6）一般不用维持治疗，除非是吸收不良的患者。

（7）维生素 B_{12} 缺乏引起的巨幼细胞性贫血不能单用叶酸治疗。

（8）对本品过敏者禁用。

（9）请在医师指导下服用。

（10）大剂量叶酸能拮抗苯巴比妥、苯妥英钠和扑米酮的抗癫痫作用，可使癫痫发作的临界值明显降低，并可使敏感患者的发作次数增多。

（11）如与其他药物同时使用可能会发生药物相互作用，详情请咨询医师或药师。

促红细胞生成素

促红细胞生成素是由肾皮质近曲小管管周细胞分泌的由 166 个氨基酸组成的糖蛋白。促红细胞生成素可与红系干细胞表面的红细胞生成素受体结合，刺激红系干细胞，促进红系干细胞增殖、分化和成熟，使红细胞数增多，血红蛋白含量增加，并能稳定红细胞膜，增强红细胞的抗氧化能力。

【适应证】

（1）肾功能不全所致的贫血，包括透析及非透析患者。

（2）外科围手术的红细胞动员。

（3）用于治疗非骨髓恶性肿瘤应用化疗所引起的贫血。不用于治疗肿瘤患者由其他因素（如铁或叶酸盐缺乏、溶血或胃肠道出血）引起的贫血。

【用药注意事项】

（1）本品用药期间应定期检查血细胞比容（用药初期每星期一次，维持期每两星期一次），注意避免过度的红细胞生成，如发现过度的红细胞生成，应采取暂停用药等适当处理措施。

（2）应用本品有时会引起血清钾轻度升高，应适当调整饮食，若发生血钾升高，应遵医嘱调整剂量。

（3）对有心肌梗死、肺梗死、脑梗死患者，有药物过敏史的患者及有过敏倾向的患者应慎重给药。

（4）治疗期间因出现有效造血，铁需求量增加。血清铁浓度通常会下降，如果患者血清铁蛋白低于 100 ng/mL，或转铁蛋白饱和度低于 20%，应每日补充铁剂。

（5）叶酸或维生素 B_{12} 不足会降低本品疗效。严重铝过多也会影响疗效。

（6）药瓶有裂缝、破损，有混浊、沉淀等现象时不能使用。药瓶开启后，应一次用完，不得多次使用。

（7）运动员慎用。

（8）对孕妇及哺乳期妇女的用药安全性尚未确立。

（9）对早产儿、新生儿、婴儿用药的安全性尚未确立。

（10）高龄患者应用本品时，要注意监测血压及血细胞比容，并适当调整用药剂量与次数，避免引起各种致命的心血管系统并发症。

（二）药物治疗原则

在治疗贫血的过程中，首先应该确定贫血的具体类型，贫血包括肾性贫血、再生障碍性贫血、溶血性贫血、营养性贫血等。其中营养性贫血包括巨幼细胞性贫血以及缺铁性贫血。其次咨询医师并完善一系列相关检查，确定导致贫血的具体原因。如果贫血的程度较重，可以先通过输注红细胞的方式改善贫血。如果贫血的程度并不严重，可以在医师的指导下适当改善饮食结构，缓解贫血。溶血性贫血可以选择激素进行治疗，肾性贫血可以通过注射促红细胞生成素进行治疗。

三、健康教育

（一）非药物治疗原则

（1）贫血时应注意饮食，多吃补血的食物，如猪血、猪肝等，补充蛋白质和电解质，多休息，保持充足的睡眠。

（2）坚持锻炼身体，增强体质，提高免疫力，注意防暑和保暖。

（3）饮食调节：很多食物能够改善贫血，如果贫血属于轻微类型，可以吃一些含铁的食物，或含有叶酸的食物。比如瘦肉、动物肝脏、菠菜、鸡蛋、鱼、红枣等，要合理安排饮食。

（二）辅助治疗方法

加强日常护理，如果发现鼻子出血，或者牙龈出血，都需要去医院检查是否由贫血造成，要注意环境卫生，贫血严重时需要多休息，这样有助于贫血好转。

（三）就医提示

皮肤黏膜苍白、心慌、胸闷、憋气，头痛、头晕、耳鸣、晕厥、乏力、容易疲劳，食欲不振、恶心、腹胀，没有吃动物血液制品，但是出现黑色柏油样大便，多尿、体检发现蛋白尿、低比重尿，月经紊乱、月经过多以及性欲减退、外伤等各种原因造成的急性失血等。

贫血的化验指标

1. **血红蛋白**　血红蛋白是红细胞内运输氧的特殊蛋白质，是使血液呈红色的蛋白，由珠蛋白和血红素组成，其珠蛋白部分是由两对不同的珠蛋白链（α链和β链）组成的四聚体。现在多统一采用国际单位制，以血红蛋白的含量（g/L）为准，血红蛋白含量升高与降低的临床意义可参考红细胞。

正常参考值范围：男性 120～160 g/L，女性 110～150 g/L，新生儿 180～190 g/L。

血红蛋白减少见于各种贫血（如再生障碍性贫血、缺铁性贫血、铁粒幼细胞性贫血、巨幼细胞性贫血、溶血性贫血、地中海贫血等）、大量失血（如外伤大出血、手术大出血、产后大出血、急性消化道出血、溃疡所致的慢性失血等）、白血病、产后、化疗、钩虫病等。

2. **红细胞计数**　红细胞计数（RBC）指单位体积（10^{12}/L）血液中所含的红细胞数目，对于提示累及红细胞系统的疾病有重要意义。

正常值参考范围：男性（4.0～5.5）×10^{12}/L，女性（3.5～5.0）×10^{12}/L，新生儿（6.0～7.0）×10^{12}/L。

红细胞计数减少见于各种贫血（如再生障碍性贫血、缺铁性贫血、铁粒幼细胞性贫血、巨幼细胞性贫血、地中海贫血等）、大量失血（如外伤大出血、手术大出血、产后大出血、急性消化道出血、溃疡所致的慢性失血等）、白血病、产后、化疗等。

3. **红细胞比容**　红细胞比容（HT）指红细胞占全部血液容积的百分比。即外周血中所有红细胞的容积占全部血液容积的百分比。它反映红细胞和血浆的比例，是影响黏度的主要因素。测定时将抗凝血在一定的条件下离心沉淀，即可测得每升血液中血细胞所占容积的比值。正常血黏度范围内红细胞数量、比容增加可使红细胞功能增加。

正常值范围：男性 0.42～0.49（42%～49%），女性 0.37～0.43（37%～43%）。

红细胞比容减少见于出血、休克、烧伤和电解质紊乱；各种贫血；妊娠贫血时，红细胞容量相对减少。嗜铬细胞瘤、肝硬化、营养不良、垂体功能减退等也可致红细胞比容下降。

4. **平均红细胞体积**　平均红细胞体积（MCV）是人体单个红细胞的平均体积，以飞升（fl）为单位，通常间接计算得到，计算公式：MCV＝每升血液中红细胞比容/每升血液中红细胞数＝（HT×10^{15}）/（RBC×10^{12}/L）fl。平均红细胞体积适用于各种贫血的诊断和治疗。平均红细胞体积升高多见于缺乏叶酸和维生素 B_{12} 的大细胞性贫血，平均红细胞降低多见于缺铁性贫血、地中海贫血等小细胞性贫血。人的红细胞直径为 6～8 μm。

正常值参考范围：86～100 fl。

适用于各种贫血的诊断和治疗：大细胞性贫血 MCV>100 fl，缺乏叶酸、维生素 B_{12}，如巨幼细胞性贫血、营养性巨幼细胞性贫血、妊娠期、恶性贫血等。正常细胞性贫血 MCV 为 82～100 fl，血红蛋白大多在正常范围内，如急性失血、再生障碍性贫血、白血病等。单纯小细胞性贫血 MCV<82 fl，慢性感染、中毒等，如尿毒症、肝病、风湿性疾病、恶性肿瘤等。小细胞低色素性贫血 MCV<82 fl，如慢性失血性贫血、缺铁性贫血等。

5. **平均红细胞血红蛋白浓度**　平均红细胞血红蛋白浓度（MCHC）是指血液通过离心后仅获取的剩下红细胞中血红蛋白的比例。

平均红细胞血红蛋白浓度正常值：310～370 g/L。

平均红细胞血红蛋白浓度降低见于营养不良、乙肝病毒感染、贫血、大量出血。

6. **平均红细胞血红蛋白含量**　平均红细胞血红蛋白含量（MCH）是指外周血中每个红细胞内所含的血红蛋白的量。

平均红细胞血红蛋白含量的正常值：27～34 pg。

平均红细胞血红蛋白含量的降低见于小细胞低色素性贫血、地中海贫血。

四、技能训练

利用所学的知识,小组合作完成以下技能训练,学生可分角色扮演贫血患者和药学人员,以问答的形式进行模拟训练,共同探讨研究贫血的用药指导。

(1)贫血患者自述。

(2)药师进行用药指导相关信息的查询。

(3)完成"案例展示"中相关药物的用药指导。

案 例 展 示

案例

一位老年人走进药店。

药师上前询问:"您好! 请问需要些什么?"

顾客说:"我的孙女在医院诊断为贫血,请问有治疗这方面的药吗?"

药师说:"有哪些症状?"

顾客说:"我的孙女今年 8 岁多,长得不好,有点瘦,平时不想吃饭,总要吃零食,不像其他孩子活泼乱跳的,上课注意力不集中。"

药师说:"父母在家吗?"

顾客说:"没有在家,在外面打工,几个月才回来一次。"

药师说:"要注意调理,首先生活要有规律,一日三餐营养要均衡,保证蛋白质的摄入量,也就是保证每天有肉吃,这对贫血的治疗有帮助。"

药师问:"父母有其他方面的疾病吗?"

顾客说:"父亲有肠息肉,做过手术。"

药师说:"这个要注意,女儿是否遗传,可以到医院检查一下,明确是否有肠息肉和便血。"

药师又问:"有化验单吗? 拿来我看看。"

顾客说:"有。"

顾客把一张化验单交给药师,化验单显示:血红蛋白 80 g/L 左右,红细胞计数 3.2×10^{12}/L,血清铁小于 8.95 μmol/L,铁蛋白大于 322 pg/mL,红细胞游离原卟啉大于 52 mL/L,平均红细胞体积 65 fl。

药师说:"根据你的化验单可以判断为小细胞低色素性贫血。可以服用琥珀酸亚铁片,一日三次,每次一片,每片 0.1 g,还可以服用阿胶补血膏,一日三次,每次半支,每支 10 mL,如果肠胃功能不好可另加神曲消食口服液,一日三次,每次一支,每支 10 mL。"

药师带领顾客取药,顾客仔细看了看,说:"我想她好得快些,还需要什么注意的吗?"

药师说:"当然,需要保持健康饮食,多吃富含维生素 C 的食物,促进铁的吸收,经常锻炼,增强体质。"

顾客说:"好的,我会注意的,谢谢药师。"

顾客拿着药去收银台付款。

案例点评

缺铁性贫血是指体内可用来制造血红蛋白的储存铁已被用尽,红细胞生成障碍所产生的小细胞低色素性贫血。缺铁可致人体诸多含铁酶的活性降低,从而影响人体很多代谢过程。

铁剂的补充以口服制剂为首选,可采用琥珀酸亚铁和富马酸亚铁等,每天服元素铁 150~200 mg 即可,于餐后服用,以减少药物对胃肠道的刺激。在血红蛋白完全正常后,仍需继续补充铁剂 3~6 个月,才能达到治愈的效果。

任务十四　原发性高血压的用药指导

扫码
看PPT

　　　　　　　　　　　　　　　　案 例 引 导

　　患者,男,49岁,患高血压5年多,但无明显症状,未规律用药物治疗。最近常感到头痛、头晕、失眠、全身无力、耳鸣等,连续一周测血压为160/100 mmHg。心电图提示有心肌肥厚,尿常规及血糖、血脂均在正常范围。此案例经诊断为原发性高血压。

　　问题思考

　　1. 治疗原发性高血压的药物有哪些? 分为哪几类?

　　2. 如何对该患者进行用药指导?

一、有关疾病的信息

（一）原发性高血压的分类

根据《中国高血压防治指南》(2018年修订版),按血压水平将血压分为正常血压、正常高值及高血压。血压低于120/80 mmHg定为正常血压。血压120～139/80～89 mmHg定为正常高值。高血压的定义:在未用抗高血压药的情况下,收缩压≥140 mmHg和(或)舒张压≥90 mmHg。按血压水平高血压可分为1、2、3级。收缩压≥140 mmHg和舒张压＜90 mmHg单列为单纯收缩期高血压。患者既往有高血压史,目前正在应用抗高血压药,血压虽低于140/90 mmHg,亦应诊断为高血压。

1. 依据血压数值分级　当患者的收缩压与舒张压分属不同的级别时,则以较高的分级为准。单纯收缩期高血压也可按照收缩压水平分为1、2、3级。

2. 依据病因分类　高血压由多种病因和复杂的发病机制所致,迄今病因尚未完全阐明。经多方检查仍不能找到确切病因(无明显原因)的高血压,称为原发性高血压。血压升高是某些疾病的临床表现,有明确而独立的病因,称为继发性(症状性)高血压。

3. 依据病程进展分类　分为缓进型高血压和急进型高血压两类。缓进型高血压又称良性高血压,绝大部分属此型。多为中年后起病,病情发展慢,病程长。早期多无症状,偶尔体检时发现血压增高,或在精神紧张、情绪激动或劳累后出现头晕、头痛、眼花、耳鸣、失眠、乏力、注意力不集中等症状。

急进型高血压又称恶性高血压,缓进型高血压各期和急进型高血压可出现危急症,病程发展迅速,血压显著升高,但临床上较为少见;在高血压的发病过程中,可出现全身小动脉暂时性剧烈痉挛而致血压急剧升高,出现头痛、头晕等严重症状,临床称为高血压急重症(高血压危象)。如发生脑血液循环障碍,导致脑水肿、颅内压增高,临床上出现严重头痛、呕吐、烦躁、意识模糊、严重昏迷、抽搐,称高血压脑病。

4. 依据高血压的并发症分期

（1）第一期：血压达到确诊高血压标准，无心脏、脑、肾脏并发症。

（2）第二期：血压达到确诊高血压标准，并有下列一项者：①X线片、心电图示左心室肥大者；②眼底动脉普遍或局部狭窄；③蛋白尿或血浆肌酐浓度轻度增高。

（3）第三期：血压达到确诊高血压标准，并有下列一项者：①脑出血或高血压脑病；②心力衰竭；③肾衰竭；④眼底出血或渗出，伴有或不伴有视神经乳头水肿。

（二）原发性高血压的临床表现

1. 病因 原发性高血压的原因和发病机制尚未完全阐明。一般认为，它是遗传与环境因素综合作用的结果。各种外界因素和内部因素的不良刺激，如精神紧张、情绪激动、高血脂、缺乏适当休息和运动、摄入过多的食盐、肥胖等，导致交感神经系统活性亢进、肾性水钠潴留、肾素-血管紧张素-醛固酮系统激活、细胞膜离子转运异常、胰岛素抵抗，引起全身小动脉痉挛，周围血管阻力持续增高等，即形成高血压。

原发性高血压早期无明显症状，后期因持续血压增高出现全身小动脉中层平滑肌增殖与纤维化、管壁增厚、管腔狭窄，进而导致血管、脑、心、肾等器官缺血，出现不同程度的病理性损害，还可促进动脉粥样硬化的形成与发展，主要累及大中动脉。

2. 主要症状与体征 绝大多数原发性高血压属于缓进型，多见于中老年人。特点是起病隐匿，进展缓慢，病程常长达数年至数十年，因此，初期较少出现症状，约半数患者因体检或因其他疾病测量血压后，才偶然发现血压升高。少数人一旦知道自身患有高血压后，反而会产生各种神经官能症样症状，如头晕、头胀、失眠、健忘、耳鸣、乏力、多梦、激动等。30%～50%高血压患者因头痛、头晕、心悸、高血压的严重并发症和靶器官功能性损害或器质性损害而出现相应的临床表现。

3. 并发症 主要是心脏、脑、肾脏、视网膜及血管受累的表现。

（1）心脏：症状主要与血压升高加重心脏后负荷，引起左心室肥厚，继而心脏扩大、心律失常和反复心力衰竭发作有关。此外，高血压也是形成冠心病的主要危险因素，常合并冠心病，出现心绞痛、心肌梗死等。高血压患者早期心功能大多正常，伴随病程进展常先出现左心室舒张功能障碍，继之可出现收缩功能不全的症状，如心悸、劳力性呼吸困难。若血压和病情未能及时控制，可发生夜间阵发性呼吸困难、端坐呼吸、咯粉红色泡沫样痰、肺底出现水泡音等急性肺水肿征象；心力衰竭反复发作，左心室可产生离心性肥厚，心脏扩大，后期甚至发生心力衰竭。

（2）肾脏：早期一般无泌尿系统症状，伴随病情进展，可出现夜尿增多伴尿电解质排泄增加，继之可出现尿液检查异常，如出现蛋白尿、管型、红细胞。高血压患者有严重肾功能损害时，可出现慢性肾衰竭症状，患者可出现厌食、尿量下降；血浆非蛋白氮、血肌酐、尿素氮升高，代谢性酸中毒和电解质紊乱等症状。

（3）脑：高血压可致脑小动脉痉挛，发生头痛，多发生在枕部，合并眩晕、头胀、眼花、耳鸣、健忘、失眠、乏力等。当血压突然显著升高时可产生高血压脑病，出现剧烈头痛、呕吐、视力减退、抽搐、昏迷等脑水肿和颅内高压症。高血压脑部主要并发症是脑出血和脑梗死。脑出血常在血压明显升高、波动、情绪激动、排便、用力等情况下发生。

（4）血管和视网膜：高血压是导致动脉粥样硬化和主动脉夹层破裂等血管性疾病的重要因素。视网膜病变是严重高血压并发症，临床常见眼底出血、渗出和视神经乳头水肿等并存情况。

课程思政

珍爱生命，科学应用高血压药

1. 按规定的方法 高血压属于慢性病，一般都需要长时间的治疗，用药绝大部分采取口服方法，而且规定了用药次数。

2. 掌握好用药次数 用药次数是经过科学实验结果确定的，患者不能随便改动。

3. 按个体差别选择剂量　各种药物规定了剂量范围,在规定范围内的剂量都是有效的,也是比较安全的。但是一般应以小剂量开始为宜,不是病情迫切需要,用药剂量不可贪大,应根据患者各个方面的具体情况选择适宜的剂量。

4. 警惕体位性低血压的发生　使用降压药期间,由于突然起立、久站、或高温及劳累容易发生体位性低血压,甚至可能晕倒。主要见于神经阻滞药和扩张血管药。所以,应注意预防,以免意外伤害。方法是起床不宜过快,不宜突然起立,站立和走路不宜连续过久。

5. 注意镇静作用　有些降压药兼有镇静作用,如利血平、胍乙啶、可乐定、甲基多巴等,高空作业、机械操作及各类驾驶人员在工作过程中不宜使用。

6. 注意不可使血压骤降　血压很高或多年高血压的患者,不能使血压骤然下降过多。血压降得过快或短时间内降得过多,往往使患者感到不舒服,同时对脑血管和心血管都很不利,甚至可发生血栓等问题。

二、有关药物的信息

(一) 典型药物

心 得 安 片

心得安片,通用名称为普萘洛尔,非选择性竞争抑制肾上腺素 β 受体阻滞剂,具有阻断心脏 β_1、β_2 受体,拮抗交感神经兴奋和儿茶酚胺的作用,降低心脏的收缩力与收缩速率,同时可抑制血管平滑肌收缩,降低心肌耗氧量,使缺血心肌的氧供需关系在低水平上恢复平衡,可用于治疗心绞痛。

【适应证】

高血压(单独或与其他抗高血压药合用)。

【用药注意事项】

(1) 本品口服可空腹或与食物同服,后者可延缓肝内代谢,提高生物利用度。

(2) 受体阻滞剂的耐受量个体差异大,用量必须个体化。首次用本品时需从小剂量开始,逐渐增加剂量并密切观察反应以免发生意外。

(3) 本品血药浓度不能完全预示药理效应,故还应根据心率及血压等临床征象指导临床用药。

(4) 冠心病患者使用本品不宜骤停,否则可出现心绞痛、心肌梗死或室性心动过速。

(5) 甲状腺功能亢进患者使用本品也不可骤停,否则甲状腺功能亢进症状会加重。

(6) 长期使用本品者撤药时须逐渐递减剂量,至少经过 3 日,一般为 2 周。

(7) 长期应用本品的少数患者可出现心力衰竭,倘若出现,可用洋地黄苷类和(或)利尿剂纠正,并逐渐递减剂量,最后停用。

(8) 本品可引起糖尿病患者血糖降低,但对非糖尿病患者无降糖作用。故糖尿病患者应定期检查血糖。

(9) 服用本品期间应定期检查血常规、血压、心功能、肝功能、肾功能等。

(10) 对诊断的干扰:服用本品时,血尿素氮、脂蛋白、肌酐、钾、甘油三酯、尿酸等都有可能升高,而血糖降低。肾功能不全者本品的代谢产物可蓄积于血中,干扰测定血清胆红质的重氮化反应,出现假阳性。

(11) 下列情况慎用本品:过敏史、充血性心力衰竭、糖尿病、肺气肿或非过敏性支气管哮喘、肝功能不全、甲状腺功能减退、雷诺综合征或其他周围血管疾病、肾衰竭等。

复方利血平片

利血平为肾上腺素能神经抑制药,可阻止肾上腺素能神经末梢内介质的储存,将囊泡中具有升压作用的介质耗竭。硫酸双肼屈嗪为血管扩张药,可松弛小动脉平滑肌,降低外周阻力。氢氯噻嗪则为利尿降压药。三药联合应用有显著的协同作用,可促进血压下降,提高疗效,从而降低各药的剂量和不良反应,同时,氢氯噻嗪不仅能增强利血平和硫酸双肼屈嗪的降压作用,还能减弱它们水钠潴留的不良反应。

【适应证】

用于早期和中期高血压。

【用药注意事项】

用药期间出现明显抑郁症状时,应减量或停药。

氢氯噻嗪片

氢氯噻嗪的作用机制主要是抑制远端小管前段和近端小管(作用较轻)对氯化钠的重吸收,从而增加远端小管和集合管的 Na^+-K^+ 交换,K^+ 分泌增多。其作用机制尚未完全明了。本类药物都能不同程度地抑制碳酸酐酶活性。本类药还能抑制磷酸二酯酶活性,减少肾小管对脂肪酸的摄取和线粒体氧耗,从而抑制肾小管对 Na^+、Cl^- 的主动重吸收。除利尿排钠作用外,本品可能通过增加胃肠道对 Na^+ 的排泄而降压。

【适应证】

可单独或与其他降压药联合应用,主要用于治疗原发性高血压。

【用药注意事项】

(1) 交叉过敏:与磺胺类药、呋塞米、布美他尼、碳酸酐酶抑制剂有交叉反应。

(2) 对诊断的干扰:可致糖耐量降低、血糖、尿糖、血胆红素、血钙、尿酸、血胆固醇、甘油三酯、低密度脂蛋白含量升高,血镁、钾、钠及尿钙含量降低。

(3) 下列情况慎用:①无尿或严重肾功能减退者,因本品药效较差,应用大剂量时可致药物蓄积,毒性增加;②糖尿病;③高尿酸血症或有痛风病史者;④严重肝功能损害者,水、电解质紊乱可诱发肝昏迷;⑤高钙血症;⑥低钠血症;⑦红斑狼疮,可加重病情或诱发活动;⑧胰腺炎;⑨交感神经切除者(降压作用加强);⑩有黄疸的婴儿。

(4) 随访检查:①血电解质;②血糖;③尿酸;④血肌酐,尿素氮;⑤血压。

(5) 应从最小有效剂量开始用药,以减少不良反应的发生,减少反射性肾素和醛固酮的分泌。

(6) 有低钾血症倾向的患者,应酌情补钾或与保钾利尿药合用。

硝苯地平缓释片

硝苯地平,通过阻碍心肌及血管平滑肌钙离子的膜转运,抑制钙离子向细胞内的流入,引起心肌收缩性降低和血管扩张。动物实验表明,本品通过降低心肌收缩性及末梢血管的抵抗性,而使心肌的耗氧量减少;通过扩张冠状血管和促进侧支循环,增加心肌缺血部位的氧供给;通过抑制高能量磷酸化合物的消耗,增强抗缺氧能力。

【适应证】

各种类型的高血压及心绞痛。

【用药注意事项】

(1) 中止服用钙拮抗剂时应逐渐减量,没有医师指示,不要中止服药。

(2) 低血压患者慎用。

(3) 严重主动脉瓣狭窄、肝肾功能不全患者慎用。

(二) 药物治疗原则

治疗高血压的主要目标是最大限度地控制动脉粥样硬化,减少高血压对靶器官的损害,降低心血管发病和死亡的概率。因此,在治疗高血压的同时,还应当干预患者检查出来的所有可逆性危险因素

（如吸烟、高胆固醇血症或糖尿病），并适当处理患者同时存在的各种临床情况。危险因素越多，其程度越严重，若还兼有临床症状，主要心血管疾病的绝对危险越高，治疗这些危险因素的力度应越大。

降压目标：普通高血压患者血压应降至 140/90 mmHg 以下，年轻人或糖尿病及肾病患者降至 130/80 mmHg 以下，老年人收缩压降至 150 mmHg 以下，如能耐受，还可进一步降低。

主要治疗原则：高危及很高危患者，必须立即对高血压及并存的危险因素和临床情况进行药物治疗；中危患者，先观察患者的血压及其他危险因素数周，进一步了解情况，然后决定是否开始药物治疗；低危患者，观察患者一段时间，然后决定是否开始药物治疗。应紧密结合高血压的分级和危险分层方案，全面考虑患者的血压升高水平、并存的危险因素、临床情况以及靶器官损害，为每位患者制订具体的全面治疗方案。

全面治疗方案包括：①监测患者的血压和各种危险因素；②药物治疗，降低血压，控制其他危险因素和临床情况；③改善生活行为。具体内容如下。

（1）长期性原则：必须坚持长期治疗。

（2）个体性原则：药物和剂量都应个体化。

（3）综合性原则：药物治疗和非药物治疗并重。

（4）轻度高血压患者应先非药物治疗观察 1～3 个月，如仍不能达到满意的降压效果，则应开始药物治疗。观察期的长短可结合血压水平和是否伴有其他心血管疾病（如冠心病、脑血管病等）综合考虑。

（5）单纯收缩期高血压也应给予治疗。不论哪一级高血压，在药物治疗时，必须同时应用非药物治疗。

（6）降压药的合理选择。

降压药的选用，应综合考虑血压水平、病程长短、合并症、靶器官损害情况、其他危险因素、伴随疾病、治疗反应、经济等因素，单独或联合使用。

①年龄因素：45 岁以下血浆肾素水平偏高者首选 β 受体阻滞剂；60 岁以上老年患者选用钙拮抗剂及利尿剂较好，慎用胍乙啶及作用强的血管扩张剂如米洛地尔等。

②冠心病、心绞痛、心律失常患者：可首选钙拮抗剂、β 受体阻滞剂、维拉帕米；不宜用肼屈嗪。

③糖尿病患者：可首选 ACEI、钙拮抗剂，不宜用 β 受体阻滞剂、利尿剂（噻嗪类）。

④高尿酸血症患者：可首选氯沙坦、ACEI，不宜用噻嗪类利尿剂。

⑤高脂血症患者：可首选钙拮抗剂、ACEI，不宜用噻嗪类利尿剂、β 受体阻滞剂。

⑥肾功能不良者：可选硝苯地平、可乐定、卡托普利，不宜用噻嗪类利尿剂、胍乙啶。

⑦慢性心功能不全患者：可选哌唑嗪、卡托普利，不宜用普萘洛尔、胍乙啶。

⑧支气管哮喘患者：可选硝苯吡啶、卡托普利、可乐定；不宜用 β 受体阻滞剂。

⑨孕妇：可选用利尿剂、哌唑嗪；不宜用利血平、卡托普利、β 受体阻滞剂。

⑩高血压危象：首选硝普钠。

三、健康教育

（一）非药物治疗原则

（1）控制体重，尽量使体重指数（BMI）保持在 20～24 kg/m^2。

（2）采用合理均衡的膳食，减少膳食中脂肪、糖、钠盐的摄入，注意补充钾、钙、优质蛋白质等，增加新鲜蔬菜、水果的摄入。

（3）增强及保持适当体力活动，一般每周运动 3～5 次，每次 20～30 min 为宜。

（4）减轻精神压力，保持平衡心理，提高应激能力，提高人群自我防病能力，提高生活质量。

（5）戒烟、限酒。不提倡饮高度烈性酒。

（6）适量补充叶酸和维生素 B_6，可降低脑卒中风险，应以饮食调节为主。

（二）预防要点

定期健康检查,以早期发现、早期治疗。高血压的预防可分三级。

1. 一级预防　针对高血压危险因素,如精神因素、钠盐摄入过多、肥胖等进行个体或群体的预防。保持健康的生活方式是最好的预防措施。

2. 二级预防　针对高血压患者所采取的预防措施,以防止高血压进一步发展及早期并发症的发生。改变不良生活方式是重要的预防措施。

3. 三级预防　主要是对高血压患者的并发症进行预防。积极治疗、防止病情恶化,预防心脏、脑、肾脏等并发症的发生,可以提高生活质量,延长寿命。

（三）就医提示

当出现严重心血管系统并发症时,应立即就医。

知识拓展

高血压的风险分层

高血压患者的治疗决策不仅要依据其血压水平,还要根据以下诸方面:①危险因素;②靶器官损害;③糖尿病;④并存临床情况,如心、脑血管病,肾病等。因此从指导治疗和判断预后的角度,现在主张对高血压患者进行心血管危险分层,按危险度,高血压患者分为低危组、中危组、高危组、很高危组 4 组。

1. **低危组**　男性年龄 <55 岁、女性年龄 <65 岁,高血压 1 级、无其他危险因素者,属低危组。典型情况下,10 年随访中患者发生主要心血管事件的概率 $<15\%$。

2. **中危组**　高血压 2 级或 1～2 级,同时有 1～2 个危险因素,患者是否开始药物治疗,开始药物治疗前应经多长时间的观察,医师需有十分缜密的判断。典型情况下,10 年随访中发生主要心血管事件的概率为 $15\%～20\%$,若患者属高血压 1 级,兼有一种危险因素,10 年随访中发生心血管事件概率约为 15%。

3. **高危组**　高血压水平属 1 级或 2 级,兼有 3 种或更多危险因素,或靶器官损害,或高血压水平属 3 级但无其他危险因素的患者属高危组。典型情况下,10 年随访中该组患者发生主要心血管事件的概率为 $20\%～30\%$。

4. **很高危组**　高血压 3 级同时有 1 种以上危险因素或兼患糖尿病或靶器官损害,或高血压 1～3 级并有临床相关疾病。典型情况下,10 年随访中该组患者发生主要心血管事件的概率最高,超过 30%,应迅速开始积极的治疗。

四、 技能训练

利用所学的知识,小组合作完成以下技能训练,学生可分角色扮演高血压患者和药学人员,以问答的形式进行模拟训练,共同探讨研究高血压的用药指导。

（1）高血压患者自述。

（2）药师进行用药指导相关信息的查询。

（3）完成"案例展示"中相关药物的用药指导。

案 例 展 示

案例

一位顾客进入药店。

药师问:"您好,请问您要买什么药?"

顾客说:"哦,我想买降压药。"

药师问:"那您是买给自己还是帮别人买?"

顾客说:"自己。"

药师问:"您以前用过什么药了吗?"

顾客说:"1个月前查体时,发现患了高血压。医师给我开了硝苯地平,可是我服用后老是觉得头痛、头晕(硝苯地平不良反应),就没再吃药。平时也没什么症状,昨天我去医院测血压仍高,医师又给我开了依那普利这个药。"顾客说着拿出处方。

药师仔细查验处方后说:"嗯,我们药店有这种药。"

顾客问:"我想问一下,服用依那普利时有什么注意事项吗?"

药师说:"有,我得先了解一下您的一些情况,才能正确指导您用药。您在查体时和昨天测的血压有多高?有没有什么其他疾病?"

顾客说:"查体时是165/105 mmHg,昨天测血压是160/100 mmHg,查体时医师说我有点动脉硬化、轻度心肌缺血和高血脂。"

药师说:"那您属于中度高血压。我还得问一下您的家族史(父母等直系亲属有无高血压史)、饮食习惯(是否喜欢吃咸的东西)、生活习惯(是否喜欢抽烟、喝酒,是否经常锻炼或参加娱乐活动)。"

顾客说:"父母都有高血压,平时饮食偏咸,抽烟30余年,不饮酒,平时活动量少,基本不锻炼身体。"

药师说:"现在麻烦您跟我到这边量下血压。"

药师给顾客量完血压后说:"还是160/100 mmHg,您的血压仍然没有得到控制。根据您这种情况,我告诉您相关注意事项,高血压是中老年人的常见病、多发病,如不及时治疗,可导致心、脑、血管等多器官功能损害,甚至死亡,所以您必须遵医嘱规律服药。医师给你开具的依那普利,按照医嘱1次1片,每日1次,餐前餐后服用均可,最好在每日同一时间早餐服用,不要随意换药、停药,避免血压忽高忽低,给心、脑、血管带来损害。在服用此药期间可能会出现刺激性干咳,如果干咳较严重,请停药并及时就医,可以改服别的药物。服药期间要注意定期测量血压,刚开始可以每日测量2次,以便通过疗效及时调整药物剂量,等后面血压平稳后就可减少测量次数。要是来药店测血压不方便,可以购买电子血压计在家自行测量,我店就有电子血压计出售,我刚才给您测量用的就是。"

顾客说:"哦,那你拿个电子血压计给我看看。"

药师展示电子血压计并演示如何应用。

药师说:"电子血压计在家庭里面应用很方便,可以随时测量自己的血压。"

顾客说:"确实挺方便,那我一起买一个吧。"

药师引导顾客按流程购买药物及电子血压计。

药师进行健康教育:"嗯,刚才给你介绍的是用药注意事项,为了方便用药,我把用法用量写在药盒上了。医师说你有动脉硬化、轻度心肌缺血和高血脂,您要注意一下生活习惯。饭菜要清淡些,少放盐,每天摄入的盐量不要超过6 g,太咸会导致血压升高。您可以多吃点蔬菜水果,比如菠菜、白菜等,具有辅助降压和降血脂的食疗作用,少吃油腻辛辣刺激性食物。同时您应该戒烟,而且应该增加运动量,锻炼身体,比如散步、慢跑、打太极拳、骑自行车等,但不要做太剧烈的运动。打太极拳可使人心境坦然,放松全身肌肉,有利于降压。"

顾客说:"好的,我记住了,非常感谢。"

药师说:"如果用药过程中出现什么问题,请您随时过来咨询。"

案例点评

高血压患者的用药安全应注意以下内容。

(1)治疗宜从小剂量开始,逐渐增加剂量。血压≥160/100 mmHg可采用两种降压药联合治疗。

（2）比较合理的联合治疗方案：利尿剂与β受体阻滞剂，利尿剂与 ACEI 或血管紧张素 Ⅱ受体阻滞剂，二氢吡啶类钙拮抗剂与β受体阻滞剂，钙拮抗剂与 ACEI 或血管紧张素Ⅱ受体阻滞剂。三种药物联合治疗若无禁忌必须包括利尿剂。

（3）老年人的血压应逐步降低，尤其体质较弱者。注意原有的和药物治疗后出现的体位性低血压。老年人多有危险因素、靶器官损害和心血管疾病，须综合考虑选药。一般常需多药合用。建议老年人高血压的收缩压目标为 150 mmHg。可用利尿剂、CCB、β受体阻滞剂、ACEI、ARB 等抗高血压药治疗。

（4）妊娠高血压者治疗高血压的目的是减少母亲的危险，但必须选择对胎儿安全、有效的药物。应依据血压水平、妊娠年龄及来自母亲和胎儿的相关危险因素选择治疗方案。积极降压，以防脑卒中及子痫发生。常用于紧急降压的药物有硝苯地平、拉贝洛尔，常用于缓慢降压的药物有阿替洛尔、甲基多巴、伊拉地平。

（5）妊娠期不宜使用的抗高血压药有 ACEI、ARB 和利尿剂。前两者可能引起胎儿生长迟缓，亦可能引起胎儿畸形。后者可进一步减少血容量，另外，在选药时还应注意，长期使用β受体阻滞剂，有引起胎儿生长迟缓的可能。注意 CCB 与硫酸镁潜在的协同作用，可导致低血压，两者不能联合应用。

（6）司机、高空作业和精密仪器操作者，不宜应用尼索地平；ARB 服用后可出现头晕、步履蹒跚，影响驾车司机、机械操作、高空作业者的注意力，应注意服药与工作的间隔时间。另在术前 24 h 最好停药。

（7）有并发症或合并症的患者的治疗方案应个体化。患者需长期降压治疗，不要随意停止治疗或频繁更换有效的治疗方案。

（8）药品用量详见药品说明书或遵医嘱。

任务十五　心绞痛的用药指导

学习目标

1. 掌握　心绞痛的用药指导和健康教育。
2. 熟悉　常用心绞痛药的适应证、不良反应、服用方法及储存养护。
3. 了解　心绞痛的分类、症状及诊断。

扫码
看 PPT

案例引导

患者，男，56 岁。今晨大便时，突发心前区剧烈疼痛，并放射至左肩背部及左上肢，伴胸闷、憋气、大汗、脸色苍白。休息数分钟后症状缓解。此案例经诊断为心绞痛。

问题思考

1. 治疗心绞痛的药物有哪些？
2. 如何对该患者进行用药指导？

一、有关疾病的信息

（一）心绞痛的分类

冠状动脉粥样硬化性心脏病（简称冠心病），是指冠状动脉粥样硬化导致心肌缺血缺氧或坏死而引起的心脏病。WHO 将冠心病分为五型，即无症状性心肌缺血、心绞痛、心肌梗死、缺血性心肌病和猝死。心绞痛是其中之一，分为两类。

1. 稳定型心绞痛　最常见。多在劳累或情绪激动时发作，一般是由动脉粥样硬化造成冠脉狭窄所致。

2. 不稳定型心绞痛　疼痛发作频繁，程度日趋严重，休息或含服硝酸甘油不能立即缓解，疼痛时间常超过 15 min。变异型心绞痛是其中一种类型，为冠状动脉痉挛所诱发，多在一般活动时发作。

（二）主要症状与体征

1. 病因　机械性刺激并不能引起心脏疼痛，但心肌缺血与缺氧则引起疼痛。典型的心绞痛发作多是有诱因的，最常见于体力劳动与情绪激动后，其次为饱餐、寒冷、吸烟、心动过速等。

2. 主要症状与体征

（1）症状：①疼痛性质：因人而异，多为压榨性、窒息性或闷胀性，有时伴有濒死的恐惧感。②疼痛部位：在胸骨中段或上段之后，可波及心前区，疼痛范围如手掌大小、界限含糊、常放射至左肩左臂内侧达无名指与小指，或至颈、咽、下颌部。③疼痛时间：一般为 3～5 min，很少超过 15 min。④缓解方式：在停止活动后疼痛迅速缓解；舌下含服硝酸甘油后疼痛在 2～3 min 内完全缓解。

（2）体征：发作时患者面色苍白、皮肤湿冷、表情焦虑、血压上升、心率加快、心尖区可听及心律不齐等杂音。

3. 理化诊断

（1）心电图：发现心肌缺血、诊断心绞痛最常用的检查，发作时可见心电图异常，发作过后数分钟内心电图逐渐恢复。心电图无改变的患者可考虑做负荷试验或 24 h 动态心电图连续监测。

（2）冠状动脉造影：冠状动脉系统管腔直径缩小。

（3）运动负荷试验：阳性。

4. 并发症　有发生心肌梗死或猝死的危险。

知识拓展

用药需谨慎，健康伴你行——稳定型心绞痛用药指南

1. 用药原则　抗血小板及扩张冠状动脉治疗，减少心肌缺血的发生，稳定斑块，控制危险因素，改善症状。

2. 用药方案

（1）抗血小板药物：如无禁忌证，终生口服阿司匹林，一日 1 次，每次 75～150 mg。

（2）硝酸酯类药物：扩张冠状动脉，增加冠状动脉供血。平常可口服硝酸酯类，如硝酸异山梨酯 5～10 mg，一日 2～3 次；心绞痛发作时立即舌下含服硝酸甘油 0.25～0.5 mg；该类药物在使用时可能出现头痛、一过性血压降低等现象（由于扩张血管所致），从小剂量开始，卧位时服药可减少或避免这些不良反应；如果心绞痛仅在高强度体力劳动下发作，也可在体力活动前服用以预防心绞痛的发作。

（3）β受体阻滞剂：减少心肌耗氧。首选美托洛尔 6.25～25 mg，一日 2 次，最大可达一日 100 mg，分 2 次服用，或普萘洛尔 5～10 mg，一日 3～4 次，最大可达一日 200 mg，分 3～4 次服用，以上三种药物使用时按患者静息时心率调整用药量，目标心率 55～65 次/分；如无禁忌证该药应长期服用；严重心动过缓、病态窦房结综合征、Ⅱ度Ⅱ型及Ⅲ度房室传导阻滞、低血压、支气管哮喘、心功能恶化时禁用。

（4）稳定斑块：辛伐他汀 20～40 mg，一日 1 次，晚上睡前服用；用药时注意有无肌痛、肌无力等现象，肝肾功能不全时慎用；如无禁忌证，该药应长期服用。

（5）控制危险因素：控制高血压、高脂血症、糖尿病，戒烟、限酒，肥胖者控制体重。

二、有关药物的资讯信息

（一）典型药物

硝 酸 甘 油

硝酸甘油属于硝酸酯类药物，另有硝酸异山梨醇酯及缓释制剂、长效硝酸甘油制剂、2％硝酸甘油软膏或膜片制剂，可涂或贴在胸前或上臂皮肤。

【适应证】

对各型心绞痛均有效。

【用药注意事项】

（1）口服首过效应明显，应采用舌下含服。

（2）可引起短暂的面、颈部潮红、眩晕，血管搏动性头痛等。

（3）剂量过大可引起低血压，应嘱患者平卧服用。

（4）持续应用会产生耐受性，需加大剂量。但停药时应间断停药，逐渐递减用量。

（5）应嘱患者随身携带药品，并注意有效期，及时更换，保证药效。

（6）过敏、严重低血压、梗阻性心脏病、颅内压升高、青光眼患者禁用此药。

（7）药品用量详见药品说明书或遵医嘱。

氧 烯 洛 尔

氧烯洛尔属于 β 受体阻滞剂，本类药物还有阿普洛尔、吲哚洛尔、索他洛尔、美托洛尔、阿替洛尔、醋丁洛尔、纳多洛尔等。

【适应证】

多用于稳定型心绞痛，尤其是对伴有心动过速和高血压的患者更为适宜。

【用药注意事项】

1．禁忌证

（1）对本药过敏。

（2）支气管哮喘或慢性阻塞性支气管疾病。

（3）心源性休克。

（4）Ⅱ～Ⅲ度房室传导阻滞。

（5）严重或急性心力衰竭。

（6）严重窦性心动过缓。

（7）低血压。

2．慎用

（1）有过敏史。

（2）充血性心力衰竭。

（3）Ⅰ度房室传导阻滞。

（4）糖尿病。

（5）肺气肿或非过敏性支气管炎。

（6）肝功能不全。

（7）甲状腺功能减退。

（8）雷诺综合征或其他周围血管疾病。

（9）肾功能减退。

（10）妊娠及哺乳期妇女。

（11）麻醉或手术患者。

3. 药物对老年人的影响　老年人对本药的代谢与排泄能力低,应适当调整剂量。

4. 药物对妊娠的影响　美国 FDA 划分药物的妊娠危险性级别为 C 级。目前未见致畸的报道,但本药可透过胎盘进入胎儿体内,有报道显示妊娠高血压者用后可致宫内胎儿发育迟缓,分娩无力造成难产。新生儿可产生低血压、低血糖、呼吸抑制及心率减慢。尽管也有报告显示其对母亲及胎儿均无影响,但必须慎用,不宜作为在妊娠过程中治疗高血压的首选药物,在其他药物无效或无其他药物选择时才可使用。

5. 药物对哺乳的影响　本药可少量分泌入乳汁,哺乳期妇女必须慎用。

6. 药物对检验值或诊断的影响

（1）可使血中尿素氮、脂蛋白、肌酐、钾、甘油三酯、尿酸等增高。

（2）可使血糖降低,而糖尿病患者可能出现血糖增高。

（3）肾功能不全时本药的代谢产物可蓄积血中,干扰测定血清胆红素的重氮化反应,可出现假阳性。

7. 用药前后及用药时应当检查或监测的指标　用药过程中应定期检查血常规、血压、心功能、肝功能、肾功能。糖尿病患者应定期检查血糖。

硝 苯 地 平

硝苯地平属于钙通道阻滞剂。本类药物还有维拉帕米、氨氯地平、地尔硫卓,新的制剂有尼卡地平、尼索地平、非洛地平、苄普地尔等。

【适应证】

治疗变异型心绞痛疗效最好,可与硝酸酯类药物同服。

【用药注意事项】

（1）低血压:绝大多数患者服用硝苯地平后仅有轻度低血压反应,个别患者出现严重的低血压症状。这种反应常发生在剂量调整期或加量时,特别是合用 β 受体阻滞剂时。其间需监测血压,尤其在合用其他降压药时。

（2）芬太尼麻醉接受冠状动脉旁路血管移植术(或者其他手术)的患者,单独服用硝苯地平或与 β 受体阻滞剂合用可导致严重的低血压,如条件许可应至少停药 36 h。

（3）心绞痛和(或)心肌梗死:极少数患者,特别是严重冠状动脉狭窄患者,在服用硝苯地平或加量期间,降压后出现反射性交感神经兴奋而心率加快,心绞痛或心肌梗死的发生率增加。

（4）外周水肿:10% 的患者发生轻中度外周水肿,与动脉扩张有关。水肿多初发于下肢末端,可用利尿剂治疗。对于伴充血性心力衰竭的患者,需分辨水肿是否由于左心室功能进一步恶化所致。

（5）β 受体阻滞剂"反跳"症状:突然停用 β 受体阻滞剂而启用硝苯地平,偶可加重心绞痛。须逐步递减用量。

（6）充血性心力衰竭:少数接受 β 受体阻滞剂的患者开始服用硝苯地平后可发生心力衰竭,严重主动脉狭窄患者危险更大。

（7）对诊断的干扰:应用硝苯地平片偶可有碱性磷酸酶、肌酸磷酸激酶、乳酸脱氢酶、天冬氨酸氨基转移酶和丙氨酸氨基转移酶升高,一般无临床症状,但曾有报道可出现胆汁淤积和黄疸;血小板聚集度降低,出血时间延长;直接 Coombs 试验阳性伴或不伴溶血性贫血。

（8）肝肾功能不全:正在服用 β 受体阻滞剂者应慎用,宜从小剂量开始,以防诱发或加重低血压,增加心绞痛、心力衰竭,甚至增加心肌梗死的发生率。慢性肾衰竭患者应用硝苯地平片时偶有可逆性血尿素氮和肌酐升高,但与硝苯地平的关系不够明确。

（9）长期给药不宜骤停,以避免发生停药综合征而出现反跳现象。

阿司匹林肠溶片

阿司匹林通过抑制血小板血栓素 A2 的生成从而抑制血小板聚集,其机理为不可逆地抑制环氧合酶的合成,由于血小板内这些酶不可再合成,所以此抑制作用尤为显著。阿司匹林可广泛应用于心血管疾病。

【适应证】

（1）降低急性心肌梗死疑似患者的发病风险。

（2）预防心肌梗死复发。

（3）中风的二级预防。

（4）降低短暂性脑缺血发作（TIA）及其继发脑卒中的风险。

（5）降低稳定性和不稳定性心绞痛患者的发病风险。

（6）动脉外科手术或介入手术后,如经皮冠状动脉腔内成形术（PTCA）、冠状动脉旁路术（CABG）、颈动脉内膜剥离术、动静脉分流术。

（7）预防大手术后深静脉血栓和肺栓塞。

（8）降低心血管危险因素者（冠心病家族史、糖尿病、血脂异常、高血压、肥胖、抽烟史、年龄大于50 岁者）心肌梗死发作的风险。

【用药注意事项】

（1）胃、十二指肠溃疡史,包括慢性溃疡、复发性溃疡、胃肠道出血史。

（2）与抗凝药合用的注意事项见药物相互作用。

（3）对于肾功能或心血管循环受损（如肾血管性疾病、充血性心力衰竭、血容量不足、大手术、败血症或严重出血性事件）的患者,乙酰水杨酸可能进一步增加肾脏受损和急性肾衰竭的风险。

（4）对于严重葡萄糖-6-磷酸脱氢酶缺乏症患者,乙酰水杨酸可能诱导溶血或者溶血性贫血,可增加溶血风险的因素如高剂量、发热和急性感染。

（5）肝功能损害。

（6）布洛芬可能干扰阿司匹林肠溶片的作用。如患者合用阿司匹林和布洛芬,应咨询医师。

（7）阿司匹林可能导致支气管痉挛并引起支气管哮喘发作或其他过敏反应,危险因素包括支气管哮喘、花粉热、鼻息肉或慢性呼吸道感染。它也适用于对其他物质有过敏反应（如皮肤反应、瘙痒、风疹）的患者。

（8）阿司匹林对血小板聚集的抑制作用可持续数天,可能增加手术中或手术后的出血。

（9）低剂量阿司匹林可减少尿酸的消除,诱发痛风。

（二）药物治疗原则

（1）治疗心绞痛的主要药物是硝酸酯类、β 受体阻滞剂和钙通道阻滞剂三类。

（2）急性发作时,治疗选用硝酸甘油片、硝酸异山梨醇气雾剂。

（3）缓解期治疗时常规服用下列组合药物预防心绞痛发作:硝酸异山梨醇酯＋硝苯地平＋普萘洛尔（或阿替洛尔）;硝酸异山梨醇酯＋维拉帕米;复方丹参滴丸＋硝苯地平＋地西泮。

（4）目前主张硝酸酯类、β 受体阻滞剂及钙通道阻滞剂,其中两类或三类药联合应用,可以增强疗效,减少不良反应。但要注意三类药均可使血压下降,合用时一定注意要患者血压的变化,应减少剂量,以免血压过度降低。

三、健康教育

（一）非药物治疗原则

（1）避免各种诱发因素,避免进食过饱,戒烟禁酒。调整生活与工作,减轻精神负担;保持适当的体力活动。

（2）治疗高血压和糖尿病、控制危险因素、改变不良的生活方式、合理安排膳食、适度增加活动量、减少体重等。

（3）在冠心病的二级预防中应用阿司匹林和降胆固醇治疗是最重要的。作为预防用药，阿司匹林宜采用小剂量。患者一般也需要服降低甘油三酯的药物。其他二级预防的措施包括向患者宣教戒烟。

（二）辅助治疗方法

（1）根据祖国医学辨证论治。在疼痛期主要治标，以"通"为主；一般在缓解期治本，以调整阴阳、脏腑、气血为主。

（2）外科手术急诊冠状动脉搭桥术。

（三）就医提示

当症状严重时，务必及时就医。

知识拓展

心绞痛与心肌梗死的区别要点

急性心肌梗死绝大多数是由于冠状动脉内粥样斑块破裂、迅速增大或斑块内出血、血栓形成等突然发生阻塞，局部心肌由于血供中断而发生缺血坏死所致。少数可由冠状动脉痉挛引起。急性心肌梗死与心绞痛的区别要点如下。

（1）急性心肌梗死疼痛更严重、持续时间更长，硝酸甘油不能使之缓解。

（2）胸痛发作通常与劳累无关。

（3）急性心肌梗死患者辗转不安，而心绞痛患者大多被迫停止活动。

（4）急性心肌梗死患者常伴有心律失常、心功能不全、血压下降，甚至休克。

四、技能训练

利用所学的知识，小组合作完成以下技能训练，学生可分角色扮演心绞痛患者和药学人员，以问答的形式进行模拟训练，共同探讨研究心绞痛的用药指导。

（1）心绞痛患者自述。

（2）药师进行用药指导相关信息的查询。

（3）完成"案例展示"中相关药物的用药指导。

案 例 展 示

案例

一位顾客进入药店。

药师上前询问："您好！请问需要些什么？"

顾客说："我需要硝酸甘油片。"

药师关切地问："有的，请问您用还是给家里人备用呢？"

顾客说："我自己使用。"

药师说："以前用过吗？"

顾客说："用过，在医院医师开的用完了。"

药师问："哦，那么您是怎么使用硝酸甘油片的呢？"

顾客说："放在舌头下，不过，过段时间就觉得头晕，这是怎么回事呢？"

药师说："硝酸甘油片不可口服吞下，应该在感到胸闷不适时（或有心绞痛发作预感时），立即将一片硝酸甘油片放于舌下，使其溶解吸收。这样，常能在 1～2 min 内中止心绞痛发作，并可保持疗效 20～30 min。如心绞痛发作严重，可用门牙将药片咬碎，以舌尖舔咽，以加快药物吸收。如一片无效，5 min 后可再含服一片。若心绞痛已缓解，口内残余药物可吐掉，不必让它完全吸收。服药体位：含化硝酸甘油片时，应取坐位，最好是靠在藤椅、沙发或其他靠背椅上。立位服药可能发生体位性低血压和昏厥；卧位服药也不好，因平卧可使静脉回心血量增加，延长心绞痛发作时间。您记住了吗？"

顾客说："好的，我知道了。"

药师说："您知道怎么存放硝酸甘油片吗？"

顾客说："就放在上衣口袋里面了，对不对呢？"

药师说："可以。不过，硝酸甘油片要注意密封、避光，放于干冷处保存，如果密封不好，保存处温度较高，容易分解失效。心绞痛患者常将保健盒放在内衣口袋内，由于体温的作用，易使药物变质失效。所以保健盒内的硝酸甘油片，应依气温条件不同，每隔 3～6 个月更换一次。有效的药片含用后舌下略有烧灼感，并可引起暂时头晕，如含服后毫无感觉，药物可能已失效。"

顾客说："知道了，谢谢。"

药师说："其他的治疗心绞痛的药物用完了也可以过来购买。"

顾客说："还有，等用完了我再过来买。"

顾客拿着药去收银台付款。

案例点评

硝酸甘油片的服用方法应正确，否则达不到预期的效果。服用时必须注意以下几点。

（1）宜舌下含服，不要吞服：因为舌下毛细血管很丰富，药物能迅速被吸收入血，1～2 min 即可发挥止痛作用。而吞服吸收慢，效果差。

（2）采用坐位或半卧位服药：硝酸甘油对脑血管的扩张作用很明显，服药后立即出现面色潮红、头痛，立位时出现体位性低血压而易发生昏厥。老年患者或初次服药的患者，坐着服药后会有头昏、头痛的感觉，只要平卧休息或对症处理很快可恢复正常。随着服药时间的延长，这种作用逐渐减轻直至消失。

（3）选择最理想的剂量：开始服用硝酸甘油片时，剂量不宜过大，否则会产生不良反应。一般每次含服半片或一片（0.15～0.30 mg）为宜。究竟服用多大剂量，依病情而定，最好找到适合每位患者的既能达到疗效，不良反应又小的剂量。如果剂量增加方能见效，短期内连服 3～5 片，说明病情发生变化，需及时就诊。

（4）硝酸甘油剂型选择　硝酸甘油类药物可分为速效、中长效和长效的剂型。当心绞痛发作时，急救一般选用速效类如硝酸甘油片。假如心绞痛反复发作，可在发作时同时服用中长效制剂，以预防再次发作。中长效制剂常用的有消心痛、长效硝酸甘油，一般药效能持续 4～8 h。

（5）硝酸甘油片与其他药合用　心绞痛伴心率加快的，可同服心得安；心绞痛伴血压升高的，可同服心痛定。硝酸甘油还可以与异搏定、硫氮䓬酮合用增强疗效，互相克制不良反应。

（6）硝酸甘油片可以预防性使用　比如在餐后，大便时易出现心绞痛，就可在进餐时和大便前先口含硝酸甘油片来防止发作。

（7）使用注意事项　为了保持硝酸甘油片的疗效，应将此药放入密闭的避光的有色瓶内，并注意药物的有效期，及时更换接近失效期的药片。有心绞痛史的患者或老年人，药物应随身携带，放在拿取方便的急救盒内。

另外，硝酸甘油能使脑压和眼压升高，青光眼、脑出血患者更要慎用。硝酸甘油有效期约为 1 年，患者应留意药物有效期，并及时更换。

任务十六　糖尿病的用药指导

学习目标

1. 掌握　糖尿病的用药指导和健康教育。
2. 熟悉　常用糖尿病药的适应证、不良反应、服用方法及储存养护。
3. 了解　糖尿病的分类、症状及诊断。

案 例 引 导

患者,女,43 岁。一年来多饮、多尿,乏力。检查体重超 12%,空腹血糖和餐后血糖均高于正常临床表现。此案例经诊断为 2 型糖尿病。

问题思考

1. 治疗糖尿病的药物有哪些?
2. 如何对该患者进行用药指导?

一、有关疾病的信息

（一）糖尿病的分类

糖尿病可分为四种类型。

（1）1 型糖尿病:胰岛 B 细胞破坏,引起胰岛素绝对缺乏,易有酮症酸中毒倾向,多需终生依赖胰岛素治疗。有免疫介导糖尿病和特发性糖尿病两种亚型。

（2）2 型糖尿病:包括胰岛素分泌缺陷和胰岛素抵抗,本型很少自发性发生酮症酸中毒,但在应激情况下,可诱发酮症酸中毒。患者在发病初期甚至终生都不需要胰岛素治疗。

（3）其他特殊类型的糖尿病。

（4）妊娠期糖尿病(GDM)。

（二）糖尿病的临床表现

1. 病因　糖尿病的病因和发病机制尚不完全清楚。目前认为 1 型糖尿病的发生,是在遗传易感因素基础上发生的胰岛 B 细胞的自身免疫性破坏,多由病毒感染促发。2 型糖尿病患者常有明显家族史,属多基因遗传病,但具有广泛的遗传异质性,与环境因素关系密切,人口老龄化、摄食过多、肥胖、化学毒物等可使易感人群的糖尿病患病率显著增加。

2. 主要症状与体征　代谢紊乱引起的典型"三多一少",多尿、多饮、多食和体重减轻。1 型糖尿病多发生于青少年,起病较急,症状明显,进展快,病情较重。2 型糖尿病多见于成人,起病隐袭,症状不明显,病情较轻,部分患者仅检查时发现血糖升高。患者可有皮肤瘙痒,尤其外阴瘙痒。高血糖可使眼房水、晶体渗透压改变而引起屈光改变致视物模糊。

3. 理化诊断

（1）尿糖测定:尿糖测定阳性是诊断糖尿病的重要线索,但尿糖受肾小球滤过率和肾糖阈的影响,即使尿糖阴性也不能排除糖尿病的可能。

（2）血糖测定:血糖升高是目前诊断糖尿病的主要依据。糖尿病的诊断标准:①典型糖尿病症状

＋任意时间血浆葡萄糖水平≥11.1 mmol/L；②空腹血浆葡萄糖水平(FPG)≥7.0 mmol/L；③口服葡萄糖耐量试验(OGTT)中，2 h血糖≥11.1mmol/L；④用静脉血浆测定空腹血糖正常值为3.9～5.6 mmol/L；⑤餐后2 h血糖＜11.1 mmol/L。

（3）糖化血红蛋白A1测定：可反映取血前4～12周的血糖总水平。血浆胰岛素和C肽测定有助于了解胰岛B细胞功能和指导治疗，但不能作为诊断糖尿病的依据。

4．并发症

（1）急性并发症：糖尿病酮症酸中毒、高渗性非酮症糖尿病昏迷等。

（2）慢性并发症：可遍及全身重要器官，主要病理改变是血管病变，具有特征性的是微血管病变。①糖尿病性血管病，侵犯主动脉、冠状动脉、脑动脉、肾动脉和肢体外周动脉等，引起冠心病、出血性或缺血性脑血管病、肾动脉硬化、肢体动脉硬化等；②糖尿病性肾病，出现白蛋白尿、肾小球滤过率下降、水肿、高血压等，晚期肾功能减退，出现氮质血症甚至尿毒症；③糖尿病性视网膜病变，病程超过10年者，大部分合并程度不等的视网膜病变，后期常引起失明；④糖尿病性神经病变，以周围神经受累最常见，表现为对称性肢端感觉异常，可呈麻木、针刺、灼热感，严重时出现肌力减弱、肌肉萎缩；⑤糖尿病足，由于下肢远端供血不足，周围神经病变及感染等因素造成足部疼痛、皮肤溃疡、坏疽等病变。

（3）糖尿病合并感染：糖尿病合并感染的概率较高，尤其在血糖控制不好或受外伤的情况下更易发生。感染可见于全身各个系统：①呼吸系统，主要有肺炎、结核、慢性支气管炎合并感染、肺脓肿等；②泌尿系统，主要有尿路感染、肾盂肾炎、前列腺炎、阴道炎等，女性常有真菌性阴道炎、肾盂肾炎和膀胱炎；③皮肤及软组织感染，主要有疖、痈、坏疽和蜂窝织炎；④肝胆系统，有胆囊炎、胆道感染及急慢性肝炎等；消化系统常见急性胃肠炎、胰腺炎等；⑤其他感染有口腔、耳、鼻、喉感染，甚至外科疾病，如阑尾炎、术后感染、败血症及真菌感染等。糖尿病合并感染后病情严重，病死率高。

知识拓展

认清真假，明辨是非，正视疾病，莫乱投医

河北省公安部门通报了全省打击食品药品违法犯罪情况。在假药中，糖尿病药是主要门类之一。其实，在全国范围内，糖尿病患者都是不法分子的目标，不得不警惕。

《都市晨报》曾报道一起违法犯罪事件。贾刚兄妹从农村到北京打工，偶然认识了一个卖假药的人。此人说，这个行业不需要什么投入，只要能把销售渠道打开，就能获得可观的巨额利润。于是，哥哥贾刚开始琢磨"产品定位"，最后选中了糖尿病患者。因为他发现糖尿病患者比较多，有效治疗该病的药品不多，如果抓住这部分消费群体，效益应该很好。果然，他的糖尿病假药骗了3000多人，卖了300多万。

《糖尿病之友》杂志曾发表了一篇名为"中国糖尿病防治现状调查之——假医假药何其多"的稿件。记者通过实地调查总结了8大骗局，尽管药品不同，行骗的方式略有差别，不过基本上也都是通过各种手段来塑造"权威"的形象。有的产品在广告中出现"享有国务院特殊津贴的专家"；有的产品号称自己有家传秘方；有的假药还宣称是得了"诺贝尔医学奖"的博士研发的，是从美国引进的"新药"。

我国有一套对付假药的法律体系。不过，对于假药制售者来说，他们却毫不畏惧，因为他们相信制售假药"有贩毒的利润，无贩毒的风险"。假药和劣药是有区别的，前者由淀粉、维生素等制成，药品本身吃不死人；而后者则是质量有问题，药品对人体有着立竿见影的危害。在《法制日报》的报道中，河南财经政法大学教授张建成表示，只要假药没有直接致人死亡，涉嫌制售假药的不法分子就多被判处轻刑、缓刑甚至仅处以罚金，从未有处以极刑的案例，惩戒震慑的作用有限。"只要吃不死人"成为不法之徒疯狂制售假药，大发黑心财的"安全"底线。

慢性病患者使用假药没有疗效，只会延误病情。糖尿病可是有着严重并发症隐患的疾病，病情可大可小，严重时可造成患者死亡。在《中华人民共和国刑法》打击假药的罪名中，有"加重情节"这一说，不过并不明确。《最高人民法院、最高人民检察院关于办理危害药品安全刑事案件适用法律若干问题的解释》，对此有了细化，不过所谓的加重也指的是以孕产妇、婴幼儿、儿童或者危重患者为主要使用对象等情节，并不包括糖尿病这样的患者。

针对糖尿病等慢性病的假药制售者如此疯狂，而我国慢性病的得病趋势又这般严峻，确实有必要研究如何加大震慑力度，让这些声称不怕风险的假药制售者好好付出代价。

二、有关药物的信息

（一）典型药物

胰 岛 素

常用药物有普通胰岛素、珠蛋白锌胰岛素、低精蛋白锌胰岛素、精蛋白锌胰岛素。

【适应证】

用于各型糖尿病。

【用药注意事项】

（1）主要不良反应是低血糖反应，与剂量过大和饮食失调有关。应让患者及家属熟知此反应，以便早期识别和处理，调整用药剂量。

（2）出现过敏反应、胰岛素抗药性等，可更换其他类型胰岛素。

（3）胰岛素治疗的给药剂量应从小剂量开始，在一般治疗和饮食治疗基础上进行，并按患者病情和血糖水平做适当调整。并经常更换注射部位。

（4）1型糖尿病患者常需每日多次强化胰岛素注射，才能有效控制血糖。有条件的患者可安装胰岛素泵，有利于血糖控制。

（5）未开启的胰岛素应冷藏，冷冻后的不可再用。

（6）药品用量详见药品说明书或遵医嘱。

盐酸二甲双胍

盐酸二甲双胍为双胍类口服降血糖药，能降低2型糖尿病患者的空腹血糖及餐后高血糖，使糖化血红蛋白下降 $1\% \sim 2\%$。

【适应证】

（1）用于单纯饮食控制疗效不满意的2型糖尿病患者。对于肥胖和伴高胰岛素血症者，本药不但有降血糖作用，还有减轻体重及缓解高胰岛素血症的效果。

（2）用于某些对磺酰脲类疗效差的糖尿病患者，可与磺酰脲类合用。

【用药注意事项】

（1）特别警示：本药的累积可引起罕见但严重的代谢性并发症——乳酸性酸中毒，一旦发生可能致死（约50%）。乳酸性酸中毒的风险与患者的肾功能和年龄有关，定期监测患者肾功能和使用最低有效剂量可显著降低发生的风险。

（2）禁忌证：①对本药及其他双胍类药物过敏者；②2型糖尿病伴有酮症酸中毒、肝和肾功能不全（血清肌酐超过 $1.5\ mg/dL$）、心力衰竭、急性心肌梗死、严重感染或外伤、重大手术以及临床有低血压和缺氧情况者；③糖尿病合并严重的慢性并发症（如糖尿病肾病、糖尿病眼底病变）患者；④静脉肾盂造影或动脉造影前；⑤酗酒者；⑥严重心、肺疾病患者；⑦维生素 B_{12}、叶酸和铁缺乏者；⑧营养不良、脱水等全身情况较差者；⑨孕妇；⑩哺乳期妇女。

（3）慎用：既往有乳酸性酸中毒病史者。

（4）药物对儿童的影响：10 岁以下儿童不推荐使用本药。

（5）药物对老年患者的影响：老年患者由于肾功能可能减退，易出现乳酸性酸中毒，用量应酌减。65 岁以上患者用药时应谨慎；80 岁以上患者，只有在其肌酐清除率正常时，方可用药。

（6）药物对妊娠的影响：患糖尿病的孕妇，建议使用胰岛素控制血糖，国内资料建议孕妇禁用本药。美国食品药品监督管理局（FDA）对本药的妊娠安全性分级为 B 级。

（7）药物对哺乳的影响：本药可经乳汁排泄，哺乳期妇女禁用。

（8）用药前后及用药时应当检查或监测：①用药期间应定期检查空腹血糖、尿糖、尿酮体及肝、肾功能；②对有维生素 B_{12} 摄入或吸收不足倾向的患者，应每年监测血常规，每 2～3 年检测一次血清维生素 B_{12} 水平。

格列齐特片

格列齐特片为第二代磺酰脲类（SU）抗糖尿病药，对胰岛 B 细胞有一定胰岛素分泌功能的 2 型糖尿病患者有效。

【适应证】

适用于单用饮食控制及体育锻炼疗效不满意的轻、中度 2 型糖尿病患者。尤其适用于肥胖患者及老年患者。

【用药注意事项】

（1）禁忌证：①对本药或磺胺类药过敏者；②已明确诊断的 1 型糖尿病患者；③伴有酮症酸中毒、昏迷、严重烧伤、感染、外伤和重大手术等应激情况的患者；④严重肝、肾功能不全者；⑤白细胞减少者；⑥孕妇。

（2）慎用：①体质虚弱者；②伴有高热或恶心、呕吐者；③有肾上腺皮质功能或腺垂体功能减退者，尤其是在未经激素替代治疗时。

（3）药物对儿童的影响：儿童慎用。

（4）药物对老年患者的影响：老年患者慎用。

（5）药物对妊娠的影响：动物实验和临床观察证明本药可造成死胎或胎儿畸形，故孕妇禁用。

（6）药物对哺乳的影响：本药可随乳汁分泌，哺乳期妇女不宜使用，以免婴儿发生低血糖。

（7）用药前后及用药时应当检查或监测：用药期间应定期测血糖、尿糖、尿酮体、尿蛋白和肝、肾功能，并定期进行眼科检查。

瑞格列奈片

瑞格列奈片为非磺酰脲类促胰岛素分泌剂，本品与胰岛 B 细胞膜外依赖 ATP 的钾离子通道上的 36kDa 蛋白特异性结合，使钾通道关闭，胰岛 B 细胞去极化，钙通道开放，钙离子内流，促进胰岛素分泌，其作用快于磺酰脲类，故餐后降血糖作用较快。

【适应证】

用于饮食控制、减轻体重及运动锻炼不能有效控制高血糖的 2 型糖尿病（非胰岛素依赖型）患者。当单独使用二甲双胍不能有效控制高血糖时，瑞格列奈片可与二甲双胍合用。治疗应从饮食控制和运动锻炼降低餐时血糖的辅助治疗开始。

【用药注意事项】

同其他大多数口服促胰岛素分泌降糖药一样，瑞格列奈也可致低血糖。与二甲双胍合用会增加发生低血糖的风险。如果合并用药后仍发生持续高血糖，则不能再用口服降糖药控制血糖，而需改用胰岛素治疗。在发生应激反应时，如发热、外伤、感染或手术，可能会出现高血糖。瑞格列奈尚未在肝功能不全的患者中进行过研究，也未在 18 岁以下或 75 岁以上的患者中进行过研究。应尽量避免将瑞格列奈与吉非贝齐合用。如果必须合用，应严密监测患者的血糖水平，因为可能需要减少瑞格列奈的用药剂量。瑞格列奈对驾驶和机械操作能力的影响与其他口服降糖药一样，患者必须慎用，以避免驾驶和机械操作时发生低血糖。

（二）药物治疗原则

（1）药物用量必须个体化，每个患者都必须控制饮食，大部分患者除心、肺、肾功能不全者外，均应进行适当的体力活动。

（2）1型糖尿病患者，胰岛素分泌严重不足时需用胰岛素治疗。

（3）2型糖尿病患者中的消瘦者（比理想体重低10%以上）往往需胰岛素治疗，但用量不大。

（4）2型糖尿病患者中的肥胖者（超理想体重20%以上）病情较轻，适当饮食控制和运动治疗，病情均可好转，如仍不能控制可加服口服降糖药治疗。

三、健康教育

（一）非药物治疗原则

（1）糖尿病治疗的目的在于降低血糖，纠正体内代谢紊乱；保证正常体力，维持正常体重，保证患儿正常生长发育；控制症状；减轻症状并将长期并发症的发生风险降到最低，故糖尿病患者必须严格控制血糖。

（2）降糖药可诱发低血糖和休克，严重者甚至致死，应提示患者注意，一旦出现低血糖，立即口服葡萄糖溶液和糖块、巧克力、甜点或静脉滴注葡萄糖注射液。

（3）控制饮食、加强运动对患者血糖的稳定有一定辅助作用。

（4）注意休息、适当活动，避免感冒和皮肤感染。

（5）教会患者检测尿糖及注射胰岛素的方法和注意事项等。

（二）辅助治疗

主要是饮食疗法。

（三）就医提示

在发生严重并发症时，应及时就医。

知识拓展

胰岛素泵

胰岛素泵又称为持续皮下胰岛素输注，由三部分组成：泵主机、小注射器和与之相连的输液管，是模拟人体生理胰岛素分泌的一种胰岛素输注系统。胰岛素注射量由微处理器控制，其主要特点是机体对胰岛素的吸收稳定，使血药浓度趋于平稳，使全天血糖控制在理想水平，目前被认为是控制血糖的最佳手段。

（1）餐前0.5 h：适宜餐前服用的药物有甲苯磺丁脲、格列本脲、格列吡嗪、格列喹酮、伏格列波糖；瑞格列奈、那格列奈，在空腹或进食时服用吸收良好，因而提倡餐前给药。

（2）餐中：适宜餐中口服的药物有二甲双胍、阿卡波糖、格列美脲。阿卡波糖应在就餐时随第1~2口饭吞服，可减少对胃肠道的刺激，减少不良反应。

（3）餐后0.5~1 h：食物对药物的吸收和代谢影响不大的药物可在餐后口服，如罗格列酮。有胃肠道不适者可在餐后服用二甲双胍。

四、技能训练

利用所学的知识，小组合作完成以下技能训练，学生可分角色扮演糖尿病患者和药学人员，以问答的形式进行模拟训练，共同探讨研究糖尿病的用药指导。

（1）糖尿病患者自述。

（2）药师进行用药指导相关信息的查询。

（3）完成"案例展示"中相关药物的用药指导。

案 例 展 示

案例

一位顾客进入药店。

药师上前询问:"您好!请问需要些什么?"

顾客说:"我需要优降糖。"

药师关切地问:"有的,请问您用还是给家里人备用呢?"

顾客说:"给妈妈买。"

药师说:"以前用过吗?"

顾客说:"用过,在医院医师开的用完了。"

药师问:"哦,那么您是怎么使用优降糖的呢?"

顾客说:"不知道,可以给我说下,我回去嘱咐她。"

药师说:"因为用过一段时间的药了,现在用药为每日三次,每次一片,不可多加药量。您记住了吗?我帮您写在药盒上吧。"

顾客说:"好的,我知道了。"

药师说:"您之前怎么存放的呢?"

顾客说:"就放床头上了,对不对呢?"

药师说:"可以。不过,注意密闭,于干燥处保存,吃完后把盖子盖好。"

顾客说:"知道了,谢谢。"

药师说:"记住要定时监测血糖,家里有血糖仪吗?"

顾客说:"有,已经购买了。"

药师说:"血糖仪试纸用完了可以再来购买。"

顾客说:"好的,谢谢。"

顾客拿着药去收银台付款。

案例点评

糖尿病口服降糖药有五类,主要用于 2 型糖尿病,或与胰岛素合用,治疗 1 型糖尿病。

(1)磺酰脲类:常用药物第一代有甲苯磺丁脲(D860)、氯磺丙脲(特泌胰);第二代有格列本脲(优降糖)、格列齐特(达美康)等。

(2)双胍类:常用药物有二甲双胍、苯乙双胍。

(3)糖苷水解酶抑制剂:常用药物有阿卡波糖、伏格列波糖。

(4)胰岛素增敏剂:常用药物有罗格列酮、曲格列酮。

(5)促胰岛素分泌剂:常用药物有瑞格列奈、那格列奈。

应该叮嘱顾客的注意事项如下。

(1)2 型肥胖型糖尿病患者,经饮食和运动治疗尚未达标者,尤其是伴高脂血症、高甘油三酯血症、高密度脂蛋白水平低者可首选二甲双胍。餐中服用,视血糖控制情况而增减。

(2)2 型非肥胖型糖尿病患者在有良好的胰岛 B 细胞储备功能、无胰岛素血症时可应用磺酰脲类降糖药。其中格列本脲在临床上应用广泛,作用快且强,可控制大多数病例,服后 $15\sim20$ min 即开始降血糖。格列喹酮吸收完全、作用强,且能防治微血管病变,用于治疗单纯饮食尚不能控制的中老年糖尿病,血糖不稳定时可考虑与二甲双胍合用,使血糖波动减小。

(3)如单纯的餐后血糖高,而空腹和餐前血糖不高,则首选 α-葡萄糖苷酶抑制剂;如餐后血糖升高为主,伴餐前血糖轻度升高,应首选胰岛素增敏剂;如空腹、餐前血糖高,不管是否有餐后血糖升高,都应考虑用磺酰脲类、双胍类或胰岛素增敏剂。2型糖尿病患者在餐后出现高血糖者,或1型糖尿病患者在与胰岛素联合应用,以控制餐后血糖时,可选择阿卡波糖,阿卡波糖适用于老年患者,随餐中第1~2口食物吞服,后可视尿糖、血糖控制情况而增加剂量。

(4)对妊娠和哺乳期妇女,患有急性病症如心肌梗死、大手术、严重创伤、烧伤者,可短期改用胰岛素治疗。对初发糖尿病者,青年发病者,有酮症倾向、身体消瘦者,应尽早给予胰岛素治疗。

(5)对糖尿病合并肾病者可首选格列喹酮,其不影响肾功能,适用于糖尿病合并轻、中度肾功能不全者,三餐前各服用一次。

(6)对于老年患者,因为其对低血糖的耐受能力差,不宜选用长效、强力降糖药,而应选择服用方便、降糖效果温和的降糖药,如瑞格列奈(诺和龙)。儿童1型糖尿病用胰岛素治疗,2型糖尿病目前仅有二甲双胍被批准用于儿童。

(7)药品用量详见药品说明书或遵医嘱。

任务十七　湿疹的用药指导

扫码
看PPT

学习目标

1. 掌握　湿疹的用药指导和健康教育。
2. 熟悉　常用湿疹药的适应证、不良反应、服用方法及储存养护。
3. 了解　湿疹的分类、症状及诊断。

案例引导

患者,女,22岁。最近皮肤出现许多红色疹子,瘙痒,尤其是颈部两边,手腕和后背更多。此案例经诊断为湿疹。

问题思考

1. 治疗湿疹的药物有哪些?
2. 如何对该患者进行用药指导?

一、有关疾病的信息

(一)湿疹的分类

(1)按湿疹的皮疹特点,湿疹通常分为急性湿疹、慢性湿疹和婴儿湿疹。

(2)根据发病过程,湿疹分为急性、亚急性、慢性湿疹三种类型。

（二）湿疹的临床表现

1. 病因 湿疹是一种常见的由多种内外因素引起的表皮及真皮浅层的炎症,一般认为与变态反应有一定关系。湿疹是常见过敏性皮炎的一种。

2. 主要症状 皮肤损害呈多形性,瘙痒剧烈、易复发,可发生于任何年龄、任何部位、任何季节,但常在冬季复发或加剧,有渗出倾向,呈慢性病程。30%以上的患者有家族史。湿疹在婴幼儿中最常见。其症状表现也有所不同。

（1）急性湿疹:发病急,炎症过程发展迅速,好发于四肢屈侧、手、面部、外阴、肛门等处。开始时皮肤红斑、丘疹或水疱,后因搔抓等发生糜烂、渗液、结痂,继发感染后可出现脓疱,炎症好转后出现鳞屑,皮肤损害的界限不清。患者自觉剧痒,尤其是洗澡、饮酒后更甚。急性湿疹如处理不当,能发展为慢性湿疹。

（2）慢性湿疹:急性湿疹长期未愈,皮损呈暗红色肥厚的斑状,表面脱屑干燥、纹理加深,多呈局限性斑块,界限较为清楚,常伴有色素沉着,发生在手、足时常常皲裂。病程长,有时又出现急性发作。慢性湿疹和慢性皮炎不好区分,可以通用。

（3）婴儿湿疹:常发生于2岁以内的婴儿,好发于面部、头皮,四肢躯干也可发生。患儿常因瘙痒而哭闹不安,皮肤损害处色红,表面湿润,可有丘疹、水疱及鳞屑。常因搔抓,皮肤表面发生糜烂、渗液,甚至继发感染。

二、有关药物的信息

湿疹是过敏性皮炎的病症之一,其治疗主要在于寻找致病原因,除去过敏因素,同时对症治疗,可选用非处方药外用及内服,常用的西药非处方药有以下几类。

1. 皮质激素类 本类药物有抗炎、抗过敏的作用,如氢化可的松软膏等。

2. 其他外用药类 本类药物有促收敛、促炎症吸收的作用,如氧化锌、焦油制剂等。

3. 口服抗组胺药物 主要起抗过敏、止痒的作用。瘙痒严重的过敏性皮炎、湿疹患者可以选用,如马来酸氯苯那敏、赛庚啶等。

丁酸氢化可的松乳膏

丁酸氢化可的松为糖皮质激素类药物。

【适应证】

用于湿疹、过敏性皮炎、脂溢性皮炎、瘙痒症和神经性皮炎。

【用药注意事项】

（1）对本品过敏者禁用。孕妇和哺乳期妇女慎用。久用易产生耐受性。

（2）不适用于感染性皮肤病,如脓疱病、体癣等,对并发细菌或真菌感染的皮肤病,应向医师咨询。

（3）用药一周后症状未缓解,应咨询医师或药师。

（4）本品不宜长期使用,且应避免全身大面积使用。不宜用于破损皮肤。

（5）涂用部位如有烧灼感、瘙痒、红肿等,应停止用药,必要时应向医师咨询。

（6）药品用量详见药品说明书或遵医嘱。

同类制剂:醋酸氢化可的松软膏,1%;氢化可的松软膏,0.25%;醋酸泼尼松软膏,0.5%;醋酸曲安奈德软膏,0.025%;糠酸莫米松乳膏,0.1%。

复方醋酸曲安奈德溶液

复方醋酸曲安奈德为糖皮质激素类药物,由醋酸曲安奈德、水杨酸、月桂氮䓬酮组成。

【适应证】

用于过敏性皮炎、神经性皮炎、慢性湿疹。

【用药注意事项】

(1) 如并发细菌或真菌感染,请咨询医师处理。

(2) 其他注意事项见丁酸氢化可的松乳膏。

(3) 药品用量详见药品说明书或遵医嘱。

丁苯羟酸乳膏(皮炎灵)

丁苯羟酸为非甾体抗炎药。

【适应证】

湿疹和神经性皮炎。涂患处,一日 2~4 次。

【用药注意事项】

(1) 发生过敏反应时应立即停药。

(2) 本品不能用于眼科。

(3) 药品性状发生改变时禁用。

(4) 儿童必须在成人的监护下使用。

(5) 药品用量详见药品说明书或遵医嘱。

氧化锌软膏

氧化锌属于消毒防腐药,对皮肤既有弱收敛、滋润和保护作用,又有吸着及干燥功能。

【适应证】

用于急性或亚急性或慢性皮炎和湿疹、痱子及轻度、小面积的皮肤溃疡。

【用药注意事项】

(1) 对本品过敏者禁用。避免接触眼睛。

(2) 涂布部位如有灼烧感、瘙痒、红肿等,应停止用药,洗净。必要时向医师咨询。

(3) 当药品性状发生改变时禁止使用。儿童必须在成人的监护下使用。

(4) 药品用量详见药品说明书或遵医嘱。

硼 酸 软 膏

硼酸属于消毒防腐药,是一种皮肤收敛药。

【适应证】

用于轻度、小面积急性湿疹、急性皮炎、脓疱疮、褥疮。

【用药注意事项】

(1) 本品不宜大面积使用。过敏者禁用,过敏体质者慎用。

(2) 不宜用于婴儿。

(3) 用药部位如有烧灼感、红肿等情况应停药,并将局部药物洗净,必要时向医师咨询。

(4) 避免接触眼睛和其他黏膜(如口、鼻等)。

(5) 药品用量详见药品说明书或遵医嘱。

内服药物包括马来酸氯苯那敏、盐酸异丙嗪等。

三、健康教育

(一) 非药物治疗原则

(1) 尽量避免各种可疑的致病因素,减少各种不良刺激(如过度洗烫、肥皂、刺激性用品、摩擦),避免快速的温度变化,提防干燥的空气。不要搔抓。

(2) 解除精神紧张,注意休息,饮食宜清淡。

(3) 穿棉质衣服,避免使用止汗剂。

（二）就医提示

如果发生严重细菌感染,有大面积皮肤糜烂时,应及时就医。

知识拓展

湿疹的病因

　　湿疹的病因比较复杂,主要的外在因素:①食物,如鱼、虾、牛羊肉等;②吸入物,如花粉、尘螨、羊毛和羽毛等;③生活环境,如日光、潮湿、干燥、炎热等;④化学物质,如肥皂、化妆品、合成纤维等。主要的内在因素:①遗传因素(过敏素质);②神经精神因素,如疲劳、精神紧张等;③慢性感染病灶,如扁桃体炎、肠道寄生虫等;④内分泌紊乱及代谢障碍,如妊娠、月经紊乱等;⑤消化道功能失调;⑥血液循环障碍,如下肢静脉曲张等。此外,如局部长期反复摩擦、继发于其他皮肤病,外伤后或治疗不当等,均可诱发或加重疾病的发生和发展。

湿疹与相似疾病的鉴别诊断

　　根据湿疹具有多形性皮疹、对称性分布、皮疹边缘不清、易渗出、有剧烈的瘙痒、常反复发作、呈慢性经过的特点,一般不难诊断。但急性湿疹要和接触性皮炎鉴别,慢性湿疹要和神经性皮炎鉴别,手足湿疹要和手足癣鉴别。

　　湿疹是常见的皮肤病,发现有渗出液、红斑、丘疹、水疱等发痒皮损时,往往要考虑湿疹。和湿疹难区别的是传染性湿疹样皮炎、原发刺激性或变态反应性接触性皮炎、异位性皮炎。湿疹也常需和念珠菌病、脂溢性皮炎、痒疹、玫瑰糠疹、多形日光疹等区别。

四、技能训练

　　利用所学的知识,小组合作完成以下技能训练,学生可分角色扮演湿疹患者和药学人员,以问答的形式进行模拟训练,共同探讨研究湿疹的用药指导。

（1）湿疹患者自述。

（2）药师进行用药指导相关信息的查询。

（3）完成"案例展示"中相关药物的用药指导。

案 例 展 示

案例

　　一位顾客走进店里,直接走到柜台前问药师:"药师,我脚底板有一粒一粒的东西,很痒,该配些什么药啊?"

　　药师仔细问:"这一粒一粒的东西你有没有抓破啊?"

　　顾客说:"有几个已经抓破了。"

　　药师问:"抓破了有水吗?"

　　顾客说:"是的,抓破了有水的,而且一粒一粒的越来越多。"

　　药师问:"你身上其他地方也有吗?"

　　顾客说:"这两天手上也有了,你看看。"顾客把手臂递过去给药师看。

　　药师仔细看后说:"哦,你这是典型的湿疹。手上是因为你总是用手抓脚而传染的。"

　　顾客说:"是吗? 它会传染啊?"

　　药师说:"对,主要是你抓破了,真菌传染到了你的手上。"

　　顾客着急地问:"是这样的啊。那我该用些什么药呢?"

　　药师耐心地询问:"你平时都穿什么鞋?"

　　顾客说:"一般都穿皮鞋啊。"

药师说:"皮鞋不是很透气,你以后要多穿透气的鞋子。现在可以用特比萘芬喷雾剂喷在鞋子里,每天早上出门前喷一次,脚上要抹特比萘芬乳膏,一天抹两次。"

顾客说:"哦,鞋子也要喷药啊。派瑞松可以用吗?"

药师说:"可以的,它的止痒效果比特比萘芬好,但是它的杀菌效果相对差点。"

顾客说:"那我就买特比萘芬吧。"

药师说:"好的。"药师拿药给顾客说:"你一定要坚持用药,等到症状都消失了再继续用一周。总共需要两三周时间。"

顾客皱着眉头说:"要用这么长时间啊?"

药师说:"是的,主要是为了不再复发啊!"

顾客舒展眉头说:"是这样啊!好的,我记住了。"

顾客拿着药去收银台付款。

案例点评

湿疹患者一定要注意饮食,不能吃海鲜,不能吃辛辣、刺激性食物。建议平时可以多吃白扁豆、薏仁、红豆,以除湿气,要坚持服用。一定不要长期待在环境比较潮湿的地方。多吃高蛋白食物,增强营养。可以使用润安舒洁霜治疗。另外,也可以用金银花熬成水来擦洗患处。

湿疹患者的日常保健如下。

1. 穿棉质衣服 棉质的衣服比较柔软,不会引起皮肤瘙痒。应避免穿合成的衣料以及紧身衣物。这些衣物不但粘身体,而且可能导致皮肤发痒。

2. 避免快速温度变化 快速的温度变化可能是引起湿疹的原因。多穿几层棉质衣物,是避免快速的温度变化的最佳方法。

3. 避免干燥的空气 干燥的空气使皮肤炎症恶化,尤其当冬天室内使用暖气时。保持室内空气的湿度应该是患者及其家人首先考虑的事项。所以应考虑使用加湿器,而且每一个房间都应该有。

4. 避免使用止汗剂 止汗剂所含的活性成分会刺激皮肤,容易导致皮肤过敏,所以应避免使用止汗剂。

5. 多用水冲洗衣物 洗衣服时,应多用水将衣物上的洗涤剂冲洗干净,以免引起皮肤过敏。

湿疹患者的日常护理如下。

1. 衣物方面 比如贴身的衣服选择棉质的,所有的衣服领子最好是棉质的,衣服穿得要略偏凉,衣着应较宽松、轻软。床上被褥最好是棉质的,衣物、枕头、被褥等要经常更换,保持干爽。日常生活护理方面要避免过热和出汗。避免宝宝接触羽毛、兽毛、花粉、化纤等易过敏物质。衣被不宜用丝、毛及化纤等制品。

2. 洗浴护肤方面 以温水洗浴最好,避免用去脂强的碱性洗浴用品,选择偏酸性的洗浴用品。护肤用品选择低敏或抗敏制剂,并且最好进行皮肤敏感性测定,以了解皮肤对所用护肤用品的反应情况,及时预防过敏的发生。

3. 环境方面 室温不宜过高,否则会使湿疹痒感加重。环境中要最大限度地减少过敏原,以降低刺激引起的过敏反应。家里不养宠物,如鸟、猫、狗等。室内要通风,不要在室内吸烟,室内不放地毯,打扫卫生最好是湿擦,避免扬尘,或用吸尘器处理家里灰尘多的地方,如窗帘、框架等物品。

任务十八　支气管炎的用药指导

学习目标

1. 掌握　支气管炎的用药指导和健康教育。
2. 熟悉　常用支气管炎药的适应证、不良反应、服用方法及储存养护。
3. 了解　支气管炎的分类、症状及诊断。

案　例　引　导

患者，男，40岁。最近鼻子经常发痒、连续打喷嚏、咳嗽一直发展到现在胸闷、呼吸困难，咳痰，有气促、喘息现象，走路久了感觉无力，全身症状一般较轻。此案例经诊断为支气管炎。

问题思考

1. 治疗支气管炎的药物有哪些？
2. 如何对该患者进行用药指导？

一、有关疾病的信息

（一）分类

1. 急性支气管炎　急性支气管炎是由于感染、物理化学刺激或过敏等因素所致的气管-支气管黏膜的急性炎症。

2. 慢性支气管炎　慢性支气管炎是指气管、支气管黏膜及周围组织的慢性非特异性炎症。临床上以咳嗽、咳痰或伴有喘息及反复发作的慢性过程为特征。

（二）临床表现

1. 病因　急性支气管炎常由急性上呼吸道感染所致，亦可为某些呼吸道传染病的早期表现。多在寒冷季节或气候突变之际发病，为临床常见病。

慢性支气管炎发病原因至今不十分清楚，一般认为可分为感染性因素和非感染性因素两类，前者包括细菌或病毒感染，后者包括大气污染、吸烟、过敏、自主神经功能失调、机体的抗病能力或内分泌功能减退等，而慢性支气管炎的发生往往是多种因素共同作用的结果。

2. 主要症状与体征

（1）急性支气管炎：呼吸道表现，一般先有急性上呼吸道感染症状，当炎症累及气管时则有咳嗽、咳痰，先为轻咳或少量黏液性痰，随感染蔓延至支气管时咳嗽加剧，痰量增多并转为黏液脓性或脓性，偶可带血。胸骨后有灼痛、钝痛或紧闷感，如支气管发生痉挛可有气促或喘息。全身症状一般较轻，发热38 ℃左右，头痛、倦怠、周身不适，3～5日可消失。

听诊呼吸音粗糙，可闻及散在的和部位易变的干湿啰音，亦可闻及哮鸣音。

（2）慢性支气管炎：在临床上分为两型，单纯型主要表现为慢性咳嗽、咳痰；喘息型除咳嗽、咳痰外尚伴有喘息症状。

主要症状是慢性咳嗽，冬重夏轻、早晚重白天轻。痰多为白色黏痰或泡沫痰，早晚多，在合并细菌感染时痰量增多,为黄色脓性痰。并可有畏寒、发热,部分患者可伴有哮喘症状,称喘息型支气管炎。

听诊正常,也可在肺下部听到鼾音、湿啰音或哮鸣音。

3. 理化诊断

(1)血常规检查:一般无明显改变,细菌感染较重者,白细胞总数和中性粒细胞百分比增高。

(2)胸部 X 线检查:大多表现正常或仅有肺纹理增粗。

4. 并发症 可发展为支气管哮喘、肺气肿。

二、有关药物的信息

(一)典型药物

盐酸氨溴索片

盐酸氨溴索属于呼吸系统祛痰类药物。

【适应证】

适用于伴有痰液分泌不正常及排痰功能不良的急、慢性肺部疾病。特别是慢性支气管炎急性加重、喘息型支气管炎及支气管哮喘的祛痰治疗。手术后肺部并发症的预防性治疗。早产儿及新生儿的呼吸窘迫综合征的治疗。

【用药注意事项】

(1)轻微的上消化道不良反应,主要为胃部烧灼、消化不良和偶尔出现的恶心、呕吐等。

(2)过敏反应极少出现,主要为皮疹。极少病例报道出现严重的急性过敏性反应,但其与盐酸氨溴索的相关性尚不能肯定,这类患者通常对其他物质亦过敏。

(3)使用本类药物期间应避免同服强力镇咳药。

(4)妊娠早期、哺乳期妇女慎用。

(5)请于 30 ℃以下密闭保存,保存于儿童伸手不能触及处。

(6)药品用量详见药品说明书或遵医嘱。

复方磷酸可待因糖浆

复方磷酸可待因属于呼吸系统止咳类药物。

组成:每毫升含磷酸可待因 1 mg,盐酸麻黄碱 0.8 mg,马来酸氯苯那敏 0.2 mg,氯化铵 22 mg。

【适应证】

适用于咳嗽,特别是剧烈、频繁的咳嗽。

【用药注意事项】

(1)常见口干、便秘、头晕、心悸等症状,一般症状较轻不影响治疗。

(2)痰多黏稠不易咳出者不宜使用。

(3)用药期间不宜驾驶车辆、管理机器及进行高空作业等。运动员慎用。

(4)不宜与帕吉林等单胺氧化酶抑制剂合用,以免影响血压。

(5)孕妇、哺乳期妇女、儿童、老年人慎用。

(6)药品用量详见药品说明书或遵医嘱。

可 愈 糖 浆

可愈糖浆属于呼吸系统止咳类药物。

组成:每 100 mL 含磷酸可待因 0.2 g,愈创木酚甘油醚 2 g。

【适应证】

适用于各种原因引起的剧烈、频繁咳嗽。

【用药注意事项】

（1）长期使用可引起依赖性。

（2）痰多黏稠不易咳出者不宜使用。

（3）药品用量详见药品说明书或遵医嘱。

（二）药物治疗原则

（1）干咳无痰者可用右美沙芬、喷托维林；剧咳者可选用磷酸可待因；咳嗽有痰而不易咳出者可用溴己新、盐酸氨溴索、鲜竹沥等；咳嗽伴喘息者可用茶碱类药物或β受体激动剂等。

（2）解痉平喘者可选用茶碱类药物、β受体激动剂等。

（3）有发热、脓痰等继发感染者，应给予抗感染治疗。可用青霉素类、大环内酯类、头孢菌素类、磺胺类药等。轻者口服，重者肌内注射或静脉滴注。

三、健康教育

（一）非药物治疗原则

（1）适当休息，多饮水，加强体育锻炼，增加机体免疫力，预防感冒。

（2）戒烟酒，忌食生冷、油腻食物，可适当补充维生素，防止吸入烟雾、寒冷空气。

（3）控制职业环境污染，减少有害气体和有害颗粒的吸入，加强防护，避免发病的高危因素。

（二）辅助治疗方法

可接种支气管炎疫苗。

（三）就医提示

服用祛痰、镇咳药 7 日后仍不缓解，或有胸闷、呼吸困难、痰中带血、高热等，请立即就医。

知识拓展

支气管炎的诊断与鉴别

（1）上呼吸道感染鼻、咽部症状明显，呼吸道其他症状相对较轻，肺部无异常体征。

（2）流行性感冒多起病急骤，全身中毒症状明显，有高热、头痛、全身酸痛不适，并有流行趋势。

（3）肺炎球菌性肺炎、麻疹、百日咳、肺结核等疾病均可出现咳嗽、咳痰等症状，应详细询问病史及进行细致的检查，加以鉴别。

（4）支气管哮喘多于幼年期或青年期突然起病，一般无慢性咳嗽、咳痰史，以发作性哮喘为特征。发作时两肺有哮鸣音，支气管扩张剂可控制哮喘发作，常有个人或家庭过敏史。支气管哮喘后期，常合并慢性支气管炎，鉴别有一定困难。

（5）支气管扩张多发于儿童或青年，常继发于麻疹、肺炎或百日咳后。有慢性咳嗽、大量脓痰、反复咯血等特点，病变多在肺中下部，较多为单侧性的，有部位固定的湿啰音。

（6）肺结核患者多有结核病症状（低热、盗汗、乏力、消瘦等），咳嗽、咳痰不如慢性支气管炎严重，咯血较慢性支气管炎多见，X线检查及痰结核分枝杆菌检查可确诊。

四、技能训练

利用所学的知识，小组合作完成以下技能训练，学生可分角色扮演支气管炎患者和药学人员，以问答的形式进行模拟训练，共同探讨研究支气管炎的用药指导。

（1）支气管炎患者自述。

（2）药师进行用药指导相关信息的查询。

（3）完成"案例展示"中相关药物的用药指导。

案 例 展 示

案例

一位顾客走进店里,喊:"医师我最近身体不太舒服,可以给我开点药吗?"

药师问:"那你给我说一下你哪里不舒服。"

顾客说:"我最近鼻子发痒,一直在打喷嚏、咳嗽,还会有点胸闷。"

药师问:"是最近着凉了吗?"

顾客说:"不是。"

(测量体温)

药师问:"请问你这几天呼吸困难吗?"

顾客说:"会有点。"

药师问:"走路会呼吸急促吗?"

顾客说:"会,而且走路久了就会感到很累。"

药师问:"是否咳痰呢?"

顾客说:"会咳痰。"

药师问:"请问痰是什么样的? 白色还是黄色?"

顾客说:"黄色的,还有点黏稠。"

药师问:"请问痰什么时候比较多呢?"

顾客说:"早上和晚上比较多,白天工作的时候比较少。"

药师问:"那你这种情况持续多久了?"

顾客说:"大概一两天了。"

药师问:"请问你有过敏的情况吗?"

顾客说:"没有。"

药师说:"根据你的情况,我推荐你服用盐酸氨溴索片和可愈糖浆。盐酸氨溴索片,一次2片,一日3次,饭后服用;可愈糖浆,一次10 mL,一日3次,饭后半小时服用,服用后半小时内注意不要喝水。注意如果用药7日后,身体还是不舒服,就一定要去医院看看。"

顾客说:"那我有什么要注意的呢?"

药师说:"注意适当休息,加强锻炼,不要抽烟,不要喝酒,不要吃辛冷油腻的食物,可以多吃蔬菜水果,适当补充维生素。"

顾客说:"好的,谢谢药师。"

顾客拿着药去收银台付款。

案例点评

(1) 干咳无痰者可用右美沙芬、喷托维林;剧咳者可选用磷酸可待因;咳嗽有痰而不易咳出者可用溴己新、盐酸氨溴索、鲜竹沥等;咳嗽伴喘息者可用茶碱类药物或β受体激动剂等。

(2) 解痉平喘者可选用茶碱类药物、β受体激动剂等。

(3) 有发热、脓痰等继发感染者,应给予抗感染治疗。可用青霉素类、大环内酯类、头孢菌素类、磺胺类药等。轻者口服,重者肌内注射或静脉滴注。

(4) 适当休息,多饮水,加强体育锻炼,增强机体免疫力,预防感冒。

(5) 戒烟酒,忌食生冷、油腻食物,可适当补充维生素,防止吸入烟雾、寒冷空气。

(6) 控制职业危害因素和环境污染,减少有害气体和有害颗粒的吸入,加强防护,避免接触发病的高危因素。

常见药学服务仪器的使用

扫码
看PPT

学习目标

1.掌握 药店常用血压计、血糖仪及糖尿试纸的使用方法及注意事项。
2.熟悉 药店常用血压计、血糖仪及糖尿试纸的工作原理。
3.了解 高血压及糖尿病的诊断方法。

案 例 引 导

　　患者,男,45岁,某公司办公室文案人员,自感长期头晕不适并于近期加重。听周围患高血压的同事说高血压往往有头晕症状,故下班后自行到药店欲购降压药服用。

　　问题思考

　　药师应如何接待该顾客?

　　(提示:绝大多数降压药不属于非处方药;头晕是高血压常见症状,但非根本诊断标准,应及时测量动脉血压加以判断。)

任务一　人体动脉血压的测量

　　血压通常指体循环动脉血压,是血管内血液对于单位面积血管壁产生的侧压,它是推动血液在血管内流动的动力。心室收缩,血液从心室流入动脉,此时血液对动脉的压力最高,此时的压力称为收缩压。心室舒张,动脉血管弹性回缩,血液仍慢慢继续向前流动,但血压下降,此时的压力称为舒张压。表示血压数值的计量单位常采用 mmHg 或 kPa(1 kPa≈7.5 mmHg)。

一、血压正常值

　　不同年龄段的人血压不同,并且随年龄的增长慢慢升高,即使正常成人血压在不同历史时期制订的标准也有所不同。随着人们日常生活水平的提高,正常基础血压普遍升高,根据《中国高血压防治指南》(2018 年修订版)的标准,成人血压水平的界定见表 3-1。

表 3-1　成人血压水平的界定

类别	收缩压/mmHg	舒张压/mmHg
正常血压	<120	<80
正常高值	120~139	80~89
高血压	≥140	≥90

类别	收缩压/mmHg	舒张压/mmHg
1 级高血压（轻度）	140～159	90～99
2 级高血压（中度）	160～179	100～109
3 级高血压（重度）	≥180	≥110
单纯收缩期高血压	≥140	＜90

注：若患者的收缩压与舒张压分属不同级别时，则以较高的分级为准；单纯收缩期高血压也可参照收缩压水平分为 1、2、3 级。

二、血压计的使用

常用血压计有水银柱式血压计和电子血压计。

（一）水银柱式血压计

临床上通常使用水银柱式血压计加听诊器来测量动脉血压，该法目前在国际上仍是经典常用方法，称为柯氏音法。

水银柱式血压计由气囊、袖带和检压计三部分组成。袖带的橡皮囊通过两根软管分别与气囊和检压计相连，三者形成一个密闭的管道系统。测量血压时先用气球向缠缚于上臂的袖带内充气加压，当所加压力超过心收缩压时，气囊开始缓慢放气，当袖带内的压力等于或稍低于心收缩压时，随着心跳，血液即可冲开被阻断的血管形成涡流，用听诊器便可听到搏动的声音，此时检压计所指示的压力值即为收缩压。继续缓慢放气，当袖带内压低于心收缩压但高于心舒张压这一段时间内，可听到明显搏动声音。当袖带内压降低到等于或稍低于舒张压时，血流恢复畅通，伴随心跳所发出的搏动声音便突然变弱或消失，此时检压计所指示的压力值即相当于舒张压。

测量前，身心放松，呼吸、心率平稳，测前半小时禁止吸烟、禁饮浓茶或咖啡，排空小便，安静环境下休息至少 5 min，取坐位或仰卧位，但一般采取坐位，测右上臂血压。被检查者右臂侧脱去较厚的衣服，卷起内衣袖子使上肢裸露伸直，肘部置于心脏同一水平，手掌平放向上，将袖带贴皮肤缠于上臂，使其下缘在肘窝上 2～3 cm 处，气袖之中央位于肱动脉表面，松紧以能轻松插入一指为宜。检查者触及肱动脉搏动后，将听诊器体件置于搏动上准备听诊。然后，向袖带内充气，边充气边听诊，待肱动脉搏动声消失，再升高 30 mmHg 后，缓慢放气，双眼随汞柱下降，平视汞柱表面，根据听诊结果读出血压值。注意在整个测量过程中，被检查者不可说话、不可移动身体及手臂，应保持情绪稳定。

血压至少应重复测量两次，间隔 2 min，取两次读数的平均值。如收缩压或舒张压两次读数相差 5 mmHg 以上，应再次测量，取三次读数的平均值。

测量完毕，完全放松气囊气阀，解开袖带，卷好放入水银柱式血压计盒内，右倾 45°关闭水银槽开关，最后关闭水银柱式血压计。

（二）电子血压计

电子血压计是在水银柱式血压计的基础上引入微电脑技术自动测量血压的一种电子式血压测量仪。电子血压计结构轻巧、易于携带、便于自我测量，近年来作为家庭保健的一种手段被广泛使用。

使用电子血压计测量血压，测量前准备、测量时体位及袖带的使用等与水银柱式血压计相同，具体操作按说明书进行，因其自动化水平较高，操作非常简单。

三、测量值的临床意义

1. 高血压 在安静、清醒的条件下采用标准测量方法，至少 3 次非同日收缩压达到或超过 140 mmHg 或舒张压达到或超过 90 mmHg，即可判定高血压。如果仅收缩压≥140 mmHg 而舒张压正常，称为单纯收缩期高血压。

2. 低血压 收缩压低于 90 mmHg 或舒张压低于 60 mmHg 称为低血压。持续的低血压状态多见于严重病症，如休克、心肌梗死及急性心脏压塞等。也有部分人群一贯血压偏低，但无疾病症状，则属体质原因。

3. 两侧上肢血压差别显著 正常两侧上肢血压差别达 5~10 mmHg,若超过此范围则属异常,见于多发性大动脉炎或先天性动脉畸形等。

4. 脉压改变 脉压即收缩压和舒张压之差,正常为 40~60 mmHg。若脉压明显增大,见于主动脉瓣关闭不全、老年人高血压、甲状腺功能亢进、主动脉硬化、动脉粥样硬化及严重贫血等。若脉压明显减小,见于主动脉瓣狭窄、心包积液及严重心力衰竭。

任务二 快速血糖测定仪及尿糖试纸的使用

血液中所含的葡萄糖称为血糖。正常人血糖浓度相对稳定,饭后血糖可以暂时升高,但不超过 11.1 mmol/L,空腹血糖浓度比较恒定,正常为 3.89~6.10 mmol/L。

尿糖是指尿液中的糖分,主要是尿中的葡萄糖,当人体处于正常生理状态时,尿液常规化验尿糖通常为阴性。而当机体血糖过高或肾功能异常时,肾小球滤过的葡萄糖量超过肾小管重吸收能力,部分葡萄糖随尿液排出体外,使尿液中糖含量异常升高,呈现尿糖阳性。尿糖常见于糖尿病、肾脏疾病及妊娠性糖尿病等。家族遗传性肾糖阈值低于正常人,也可以呈现尿糖阳性,但此时血糖正常。

测血糖和尿糖对糖尿病的诊断及糖尿病患者的日常自我血糖监控有重要意义。

一、家用快速血糖测定仪

家用快速血糖测定仪(简称血糖仪)是基于生物传感器原理,通过测定电流大小与葡萄糖浓度的线性关系来判断血液中葡萄糖浓度的高低。手持式家用血糖仪由测量显示器、测试条以及附件采血针组成。

1. 测量步骤

(1)检查血糖仪功能是否正常,试纸是否过期,试纸编码是否与血糖仪相符。每盒试纸都有编码,需在测量前根据试纸的编号调整仪器。

(2)采血针安装在采血笔内,根据皮肤厚薄程度调好采血针的深度。

(3)取血前用温水洗手并干燥,用 75% 的酒精消毒指腹,待干,将手臂下垂使手指血管充盈。

(4)采血针安装在采血笔内,根据皮肤厚薄程度调好采血针的深度,采血笔紧挨指腹(手指两侧取血最好,因其血管丰富而神经末梢分布较少,不仅疼痛较轻而且出血充分),按动弹簧开关,针刺指腹。采血笔刺破手指后,应从指根向指端(采血点)方向轻用力挤血,勿大力挤血,以免组织液混入血样,影响准确性。

(5)打开血糖仪开关,如用吸血的血糖仪,就取一条试纸插入机内,将血吸到试纸专用区域后等待结果。如用滴血的血糖仪,就将一滴饱满的血滴或抹到试纸测试区域并将试纸插入血糖仪内等待结果。不要追加滴血,否则会导致检测结果不准确。

(6)记录检测值后,关机,将使用过的试纸及采血针妥善丢弃。

(7)用棉棒按压手指取血点至不出血为止。

2. 试纸的保存 试纸必须保存在原装的试纸筒内,放在阴凉、干燥处(若放在冰箱内,取出后应先等待试纸筒恢复至室温后再开盖取试纸),以免受潮后影响检测的结果。每次取出试纸后都应立即盖紧筒盖,以免试纸受潮。一旦试纸受潮,该试纸就不能再使用,必须重新更换试纸检测。注意试纸有效期,并确保在有效期内用完。

二、尿糖试纸的使用

糖尿病患者在治疗过程中,为及时了解治疗效果,需要一种简单快捷的检测方法,而尿糖试纸有快速、方便、价廉的优点,常被广大糖尿病患者所采用。通过尿糖试纸检查,患者可自我掌握尿糖变化情况,有利于了解病情发展。

1. 尿糖试纸的作用原理 尿糖试纸是一种酶试纸,由葡萄糖氧化酶、过氧化氢酶和某种无色的化合物（显示剂）固定于滤纸上而制成。当尿液滴加到尿糖试纸上时，尿液中的葡萄糖在葡萄糖氧化酶的催化作用下生成葡萄糖酸和过氧化氢，过氧化氢在过氧化氢酶的催化作用下形成水和氧自由基，氧自由基可以将试纸上无色的显示剂氧化成有色化合物，使试纸呈现特定的颜色，与标准比色板比对，即可知道尿样中葡萄糖的含量。

2. 尿糖试纸的使用　取约 20 mL 的新鲜中段尿液于干燥洁净的容器中，手持试纸条带柄端，将其浸入尿样中，湿透 1～2 s，顺容器边缘取出试纸以免带出尿滴，在 1 min 内观察试纸的颜色，并与标准比色板比对，即能得出检测结果。

尿中葡萄糖含量不同，试纸由淡蓝色变为淡绿色、深绿色、浅棕色、棕色或深棕色。若试纸颜色与标准比色板色块颜色一致，则该颜色对应的标识值即为检测值，若试纸颜色介于两色块颜色之间，就取两色块对应标识值的中间值。淡蓝色表示尿糖阴性，否则为阳性，颜色越深，尿糖值越大。

检测时注意尿液要新鲜，随排随测，盛装尿液的容器也要清洁干燥；试纸取出后应立即将瓶塞盖紧，置于阴凉干燥处，防晒、防潮，并注意有效期；检测时试纸在尿样中不能浸泡的时间过长；比色应在光线充足的条件下进行。

临床常规检查报告单的解读

扫码
看PPT

案 例 引 导

　　患者,20岁,两日前咽喉轻度干哑疼痛,后出现打喷嚏、流鼻涕、乏力及轻度头痛,体温38.5 ℃,医师给予抗感冒治疗,因处方中未使用抗生素,患者自行来药店要求购买阿莫西林胶囊。患者血常规化验单见表4-1。

　　问题思考

　　药师应如何接待该患者?

　　(提示:阿莫西林胶囊不属于非处方药;从化验单中白细胞计数、中性粒细胞计数及中性粒细胞百分比分析可知无细菌感染,不可滥用抗生素。)

表 4-1　患者血常规化验单

项目名称	结　果	单　位	参考区间
白细胞计数	7.1	$10^9/L$	4~10
中性粒细胞计数	3.8	$10^9/L$	2~7
淋巴细胞计数	4.4	$10^9/L$	0.8~4
单核细胞计数	0.44	$10^9/L$	0.12~0.8
嗜酸性粒细胞计数	0.03	$10^9/L$	0.02~0.5
嗜碱性粒细胞计数	0.01	$10^9/L$	0~0.1
中性粒细胞百分比	54	%	50%~70%
淋巴细胞百分比	62	%	20%~40%
嗜酸性粒细胞百分比	0.20	%	0.5%~5%
嗜碱性粒细胞百分比	0.10	%	0~1%
红细胞计数	3.76	$10^{12}/L$	4.0~5.5
血红蛋白	128	g/L	110~150
血小板计数	230	$10^9/L$	100~300

任务一　血常规的解读

人体的血液由两大组成部分,第一部分是血细胞部分,第二部分是血浆成分。血细胞包含白细胞、红细胞和血小板。白细胞分为中性粒细胞、淋巴细胞、单核细胞、嗜酸性粒细胞、嗜碱性粒细胞,不同白细胞具有不同的功能。血常规是基本的血液检验,通常检验的是血液的血细胞部分,即红细胞、白细胞和血小板。通过观察血细胞数量变化及形态分布来判断疾病,是医师诊断病情的常用辅助检查手段之一。

一、白细胞计数

（一）正常值

白细胞俗称白血球,是人体血液中非常重要的一类血细胞,它具有吞噬异物并产生抗体的作用,参与机体的防御功能。

参考范围:

(1) 成人末梢血:$(4.0\sim10.0)\times10^9/L$。

(2) 成人静脉血:$(3.5\sim10.0)\times10^9/L$。

(3) 新生儿:$(15.0\sim20.0)\times10^9/L$。

(4) 6个月至2岁婴幼儿:$(5.0\sim12.0)\times10^9/L$。

（二）临床意义

1. 白细胞减少　主要见于流行性感冒、麻疹、再生障碍性贫血、部分白血病、肝硬化及放疗、化疗等;应用了抗肿瘤药、解热镇痛药、部分抗生素、磺胺类药及抗甲状腺制剂等;缺乏叶酸和维生素B_{12}也可以引起白细胞减少。

2. 白细胞增多

(1) 生理性白细胞增多:主要见于剧烈运动、兴奋激动、酷热、进食后、妊娠、分娩、哺乳期妇女、新生儿及婴儿等。另外采血部位不同也会引起白细胞计数差异,如耳垂血白细胞检测数据比手指血高一些。

(2) 病理性白细胞增多:主要见于金黄色葡萄球菌、肺炎链球菌等引起的急性化脓性感染、慢性白血病、恶性肿瘤、尿毒症、糖尿病酮症酸中毒以及有机磷农药、催眠药等化学药的急性中毒。

二、白细胞分类计数

（一）正常值

正常血液中白细胞以细胞质内有无颗粒而分为有粒和无粒两大类,前者包括中性粒细胞、嗜酸性粒细胞、嗜碱性粒细胞三种;后者包括单核细胞、淋巴细胞。每类细胞的形态、功能、性质各异。

参考范围:

(1) 中性分叶核粒细胞百分比:50%～70%。

(2) 中性杆状核粒细胞百分比:1%～6%。

(3) 嗜酸性粒细胞百分比:1%～5%,儿童0.5%～5%。

(4) 嗜碱性粒细胞百分比:0～1%。

(5) 淋巴细胞百分比:20%～40%。

(6) 单核细胞百分比:3%～8%。

（二）临床意义

1. 中性粒细胞增多　主要见于急性和化脓性感染(痈疖、脓肿、扁桃体炎、阑尾炎及中耳炎等局部感染;肺炎、败血症、猩红热、丹毒、白喉及急性风湿热等全身感染);各种中毒(糖尿病酮症酸中毒、代谢性酸中毒、尿毒症、汞中毒、铅中毒及催眠药和有机磷农药中毒);出血和其他疾病急性出血、急性溶血、手术后、恶性肿瘤、粒细胞白血病、严重组织损伤、心肌梗死和血管栓塞等。

2. 中性粒细胞减少 主要见于伤寒、副伤寒、疟疾、布鲁菌病、某些病毒感染(如乙肝、麻疹、流行性感冒)、血液病、过敏性休克、再生障碍性贫血、粒细胞减少症或缺乏症、脾功能亢进、自身免疫性疾病等疾病;重金属或有机物中毒、放射线损伤;使用了抗肿瘤药、苯二氮䓬类镇静药、磺酰脲类促胰岛素分泌剂、抗癫痫药、抗真菌药、抗病毒药、抗精神病药、部分非甾体抗炎药等,有可能引起中性粒细胞减少。

3. 嗜酸性粒细胞增多 主要见于过敏性疾病(支气管哮喘、荨麻疹、药物性皮疹、血管神经性水肿、食物过敏、热带嗜酸性粒细胞增多症、血清病、过敏性肺炎等)、皮肤病(牛皮癣、湿疹、天疱疮、疱疹样皮炎、真菌性皮肤病等)、寄生虫病(肺吸虫病、钩虫病、包囊虫病、血吸虫病、丝虫病、绦虫病等)、某些血液病(慢性粒细胞白血病、嗜酸性粒细胞白血病等);使用了罗沙替丁、咪达普利或头孢拉定、头孢氨苄、头孢呋辛钠、头孢哌酮等抗生素也可引起嗜酸性粒细胞增多。

4. 嗜酸性粒细胞减少 主要见于伤寒、副伤寒、大手术后、严重烧伤及长期应用促肾上腺皮质激素、糖皮质激素等药物。

5. 嗜碱性粒细胞增多 主要见于慢性粒细胞白血病、淋巴网细胞瘤、红细胞增多症、骨髓纤维化症及铅中毒、铋中毒以及注射疫苗后。

6. 嗜碱性粒细胞减少 主要见于速发型过敏反应,如荨麻疹、过敏性休克、甲状腺功能亢进、严重感染或出血等。

7. 淋巴细胞增多 多见于某些传染病(百日咳、传染性单核细胞增多症、传染性淋巴细胞增多症、水痘、麻疹、风疹、流行性腮腺炎、病毒性肝炎)、某些血液病(慢性淋巴细胞白血病、淋巴瘤、再生障碍性贫血等)。

8. 淋巴细胞减少 多见于多种传染病的急性期、放射病、免疫缺陷病等。

9. 单核细胞增多 多见于结核病、伤寒、感染性心内膜炎、疟疾、单核细胞白血病、黑热病及传染病的恢复期等。

三、红细胞计数

(一) 正常值

红细胞俗称红血球,是血液中数量最多的一种血细胞,同时也是血液运送氧气和二氧化碳的主要的媒介。红细胞内含有多种缓冲对,有利于维持血液酸碱平衡。此外,红细胞还具有免疫功能。

参考范围:

(1)男性:$(4.0 \sim 5.5) \times 10^{12}/L$。

(2)女性:$(3.5 \sim 5.0) \times 10^{12}/L$。

(3)新生儿:$(6.0 \sim 7.0) \times 10^{12}/L$。

(4)儿童:$(4.0 \sim 5.0) \times 10^{12}/L$。

(二) 临床意义

1. 红细胞增多 红细胞增多分为红细胞相对性增多和红细胞绝对性增多两种。

(1)红细胞相对性增多:血浆容量减少而使红细胞数量相对增多,常见于严重呕吐、腹泻、大量出汗、大面积烧伤所致的脱水、尿崩症、晚期消化道肿瘤、糖尿病酸中毒等,均因血浆中的水分丢失过多而使红细胞相对性增多。

(2)红细胞绝对性增多:生理性增多常见于机体缺氧,如新生儿,高山居民,登山运动员,剧烈运动、情绪激动和体力劳动者等。病理代偿性和继发性增多,常继发于慢性肺心病、肺气肿、高山病和肿瘤(肾癌、肾上腺肿瘤)患者。血液系统疾病之一的真性红细胞增多症也属于红细胞数量病理性绝对性增多。

2. 红细胞减少 由于红细胞生成的数量减少而引起的红细胞数量减少,常见于各种原因引起的贫血,如再生障碍性贫血、溶血性贫血、缺铁性贫血、巨幼细胞性贫血以及长期的慢性失血,如痔疮失血、女性月经过多失血以及消化性溃疡或肿瘤引起的出血等等。也可能见于血浆容量增加以后引起的红细胞数量相对降低,如大量输液或者大量饮水以后。

四、血红蛋白

(一) 正常值

血红蛋白俗称血色素,是红细胞的主要组成成分,具有运输氧气和二氧化碳的功能。其增减的临床意义基本上与红细胞增减的临床意义相同,但血红蛋白能更好地反映贫血的程度。

参考范围:

(1) 男性:120～160 g/L。

(2) 女性:110～150 g/L。

(3) 儿童:120～140 g/L。

(4) 新生儿:180～190 g/L。

(二) 临床意义

1. 血红蛋白含量增多　多见于严重的先天性及后天性心肺疾病和血管畸形,如发绀型先天性心脏病、阻塞性肺气肿、肺源性心脏病、肺动脉瘘或肺静脉瘘及携氧能力低的异常血红蛋白病等;也见于某些肿瘤或肾脏疾病,如肾癌、肝细胞癌、肾胚胎瘤及肾盂积水、多囊肾等。

2. 血红蛋白含量减少　多见于骨髓造血功能衰竭,如再生障碍性贫血、骨髓纤维化所伴发的贫血;因造血物质缺乏或利用障碍所致的贫血,如缺铁性贫血、叶酸及维生素 B_{12} 缺乏所致的巨幼细胞性贫血;某些生物性和化学性因素所致的溶血性贫血;某些急性或慢性失血所致的贫血。

五、血小板计数

(一) 正常值

血小板是骨髓成熟的巨核细胞脱落下来的小块胞质,对机体的止血功能极为重要。

参考范围:

(1) 儿童、新生儿、男性:(100～300)×10⁹/L。

(2) 女性:(101～320)×10⁹/L。

(二) 临床意义

1. 血小板增多　多见于原发性血小板增多症、慢性粒细胞白血病、真性红细胞增多症、多发性骨髓瘤、骨髓增生病、类白血病反应、霍奇金病、恶性肿瘤早期、溃疡性结肠炎等。

创伤急性失血性贫血、脾摘除术后、骨折、出血后,可见一过性血小板增多。

2. 血小板减少

(1) 血小板生成减少:见于骨髓造血功能障碍、再生障碍性贫血、各种急性白血病、骨髓转移瘤、骨髓纤维化、多发性骨髓瘤、巨大血管瘤、全身性红斑狼疮、恶性贫血、巨幼细胞性贫血。

(2) 血小板破坏过多:见于特发性血小板减少性紫癜、肝硬化、脾功能亢进等。

(3) 血小板分布异常:见于脾肿大、各种原因引起的血液稀释。

在治疗恶性肿瘤时,电离辐射、抗代谢剂和烷化剂等理化因素,可抑制骨髓,引发血小板减少。

六、红细胞沉降率

(一) 正常值

红细胞沉降率也称血沉,是指红细胞在一定条件下单位时间内的沉降距离。一般说来,除一些生理性因素外,凡体内有感染或坏死组织的情况,血沉就可加快,提示有病变的存在。

参考范围(Westergren 法):

(1) 男性:0～15 mm/h。

（2）女性：0～20 mm/h。

（二）临床意义

1. 红细胞沉降率增快

（1）生理性增快见于女性月经期、妊娠 3 个月后直至分娩后 3 周；60 岁以上的高龄者也常见血沉增快。

（2）病理性增快见于各种炎症、组织损伤及坏死、恶性肿瘤、各种原因造成的高球蛋白血症等。

2. 红细胞沉降率减慢　意义较小，主要见于红细胞数量明显增多及纤维蛋白原含量明显降低时。如真性红细胞增多症及弥散性血管内凝血晚期等。

 案 例 分 析

患者，18 岁，近日咽喉疼痛，后出现咳嗽、吞咽困难、轻度头痛、畏寒、发热、体温38.7 ℃。检查可见扁桃体充血肿大、下颌角淋巴结肿大且有明显压痛。患者血常规化验单见表4-2。

该患者化验单显示：白细胞计数增多、中性粒细胞计数及中性粒细胞百分比升高，结合临床表现，说明患者有明显细菌感染，建议使用阿莫西林或红霉素类药物治疗（使用前需咨询医师）。

表 4-2　患者血常规化验单

项目名称	结果	单位	参考区间
白细胞计数	12.86	$10^9/L$	4～10
中性粒细胞计数	10.62	$10^9/L$	2～7
淋巴细胞计数	1.76	$10^9/L$	0.8～4
单核细胞计数	0.42	$10^9/L$	0.12～0.8
嗜酸性粒细胞计数	0.04	$10^9/L$	0.02～0.5
嗜碱性粒细胞计数	0.02	$10^9/L$	0～0.1
中性粒细胞百分比	82.60	％	50％～70％
淋巴细胞百分比	12.70	％	20％～40％
嗜酸性粒细胞百分比	0.20	％	0.5％～5％
嗜碱性粒细胞百分比	0.10	％	0～1％
红细胞计数	5.02	$10^{12}/L$	4.0～5.5
血红蛋白	149	g/L	110～150
血小板计数	197	$10^9/L$	100～300

任务二　尿常规检查报告单的解读

尿液是人体泌尿系统排出的代谢废物，由肾脏的肾小球滤过，然后经输尿管、膀胱、尿道排出体外。正常人每天排尿量1000～2000 mL，其中主要为水分，只有 3％为固体溶解物，主要为尿素、尿酸、肌酐等蛋白质代谢的有机产物和氯化钠、磷酸盐、硫酸盐、铵盐等无机盐。尿液的主要功能是维持机体的水分、电解质和酸碱平衡，排泄机体的代谢产物。尿液成分检测，不仅可以了解肾脏的功能，而且对早期诊断泌尿系统疾病及代谢疾病和正确评价预后具有重要意义。

一、酸碱度（pH值）

（一）正常值

参考范围：6.5左右，一般波动于4.8～8.0。

（二）临床意义

1. 尿碱度增高　见于代谢性或呼吸性碱中毒、感染性膀胱炎、严重呕吐或服用碳酸氢钠、乳酸钠等碱性药物。

2. 尿酸度增高　见于代谢性或呼吸性酸中毒、糖尿病、肾炎、痛风和服用维生素C、氯化铵等酸性药物。

二、尿比重

（一）正常值

尿比重大小取决于尿液中固体溶解物的浓度，主要反映肾小管的功能，这是因为肾脏的浓缩与稀释功能是由肾小管完成的。尿比重可作为糖尿病与尿崩症的鉴别参考，糖尿病患者尿量多而比重大，尿崩症患者尿量多而比重小。

参考范围：

（1）成人晨尿：1.015～1.025。

（2）成人随机尿：1.003～1.030。

（3）新生儿：1.002～1.004。

（二）临床意义

1. 尿比重增大　见于急性肾小球肾炎、心力衰竭、尿毒症多尿期、高热、脱水等。

2. 尿比重减小　见于慢性肾炎、急性肾衰竭多尿期、尿毒症多尿期、尿崩症、蛋白质营养不良、恶性高血压、低钙血症等。

三、尿蛋白

（一）正常值

正常尿中只有微量的蛋白质，一般定性方法常检测不出。正常尿蛋白来自血浆，肾小管对蛋白质具有重吸收的作用，如果肾小管的重吸收功能受损，则尿中蛋白质增多，并随尿排出体外，即称为蛋白尿。

参考范围：

（1）定性：阴性或弱阳性。

（2）定量：0～150 mg/24 h。

（二）临床意义

1. 生理性蛋白尿　一般是暂时性的，如妊娠期、剧烈运动、体位变化、应激状态时。

2. 病理性蛋白尿

（1）肾小球性蛋白尿：见于急性和慢性肾小球肾炎、肾盂肾炎、肾病综合征、糖尿病、高血压后期、痛风及心功能不全等。

（2）肾小管性蛋白尿：多见于活动性肾盂肾炎、间质性肾炎、重金属中毒或药物等因素损害（庆大霉素、卡那霉素等）。

（3）混合性蛋白尿：肾小球、肾小管同时受损，多见于慢性肾小球肾炎、慢性肾盂肾炎、肾病综合征、糖尿病性肾病等。

四、尿胆红素

（一）正常值

胆红素是血红蛋白的降解产物，在正常尿液中不含有胆红素，尿胆红素是反映肝细胞损害及鉴别黄疸的重要指标。

参考范围：

定性：阴性。

（二）临床意义

尿胆红素阳性多见于肝实质性黄疸或阻塞性黄疸。

尿胆红素检测有助于肝炎的诊断，实际应用时，尚需与血清胆红素、尿胆原、粪胆原等检测结果一起综合分析。

五、尿糖

（一）正常值

尿液中糖类主要为葡萄糖，在正常情况下含量极微，检测时呈阴性反应。但当血液中葡萄糖含量超过肾阈值时，即出现尿糖。

参考范围：

定性：阴性。

（二）临床意义

妊娠末期、哺乳期妇女可有生理性尿糖。健康人短时间内过量进食糖类，可有一过性尿糖。

糖尿病、甲状腺功能亢进、肾上腺皮质功能亢进、慢性肝炎及胰腺病变等患者可有病理性尿糖。

六、尿酮体

（一）正常值

酮体是脂肪的代谢产物（包括乙酰乙酸、β-羟丁酸、丙酮）。某些因素导致体内脂肪代谢过快时，肝对脂肪酸氧化不全而使体内酮体升高。凡是能引起血液酮体过多的因素，即可导致酮血症，尿中酮体亦升高。

参考范围：

定性：阴性。

（二）临床意义

尿酮体增高多见于糖尿病酮症、妊娠期剧烈呕吐、长期禁食、饥饿及剧烈运动后。

七、尿酸

（一）正常值

尿酸为体内嘌呤类代谢产物，体内尿酸的主要来源有两条途径：第一条途径是来源于食物（外源性，占 20%），也就是富含核蛋白的这些食物；第二条途径是来源于体内（内源性，占 80%），体内细胞核蛋白分解代谢产生。尿酸具有酸性，以钾、钠盐的形式从尿液中排出。

参考范围：

（1）2.4～5.4 mmol/24 h（磷钨酸还原法）。

（2）1190.0～5950.0 μmol/24 h（尿酸酶紫外法）。

（二）临床意义

1. 尿酸增高　多见于痛风、粒细胞白血病、骨髓细胞增生不良、溶血性贫血、恶性贫血、红细胞增多症、甲状腺功能亢进、一氧化碳中毒、牛皮癣等。

食用高嘌呤食物，木糖醇摄入过多、剧烈运动、禁食也会导致尿酸增高。

2. 尿酸减少　多见于肾功能不全及痛风发作前期。

八、尿肌酐

（一）正常值

尿肌酐是肌肉中肌酸在人体内代谢的产物。血清肌酐通过肾小球滤过，最后随尿液排出体外。

如果发生肾衰竭,肾小球滤过率降低,尿肌酐下降,血肌酐升高。

参考范围:

(1) 男性:8.8~17.6 mmol/24 h。

(2) 女性:7.0~15.8 mmol/24 h。

(3) 儿童:8.8~13.2 mmol/24 h。

(二) 临床意义

1. 尿肌酐增加　可见于肢端肥大症、巨人症、糖尿病、感染、甲状腺功能减退、进食肉类、运动、摄入药物(如维生素 C、左旋多巴、甲基多巴等)。

2. 尿肌酐减少　可见于肾衰竭、贫血、营养不良、严重进行性肌萎缩、甲状腺功能亢进等。

案 例 分 析

　　患者,男,48 岁,常觉下肢疼痛,甚至不能站立,一侧脚背红肿,尤以大拇指为甚,在某医院就诊被诊断为痛风。近期化验尿液,结果见表 4-3。

　　该患者化验单显示:尿酸低于正常值,属尿酸排泄减少(2.3 mmol×168 mg/mmol＝386.4 mg)。一般认为,如果痛风患者尿酸总量大于 3.75 mmol,说明人体排泄功能正常,导致高尿酸的原因是内源性尿酸合成过多,因此要使用抑制尿酸合成的别嘌呤醇等药物。若尿酸总量小于 3.75 mmol,则说明人体排泄尿酸的能力下降,应使用促进尿酸排泄的苯溴马隆等药物。由此可见,该患者除应控制饮食(少吃动物内脏、海鲜、虾及豆制品等一切富含嘌呤的食物,少饮啤酒多喝水)外,还需选用苯溴马隆等药物治疗(使用前需咨询医师)。

表 4-3　患者尿化验单

项目名称	结果	单位	参考区间
尿酸	2.3	mmol/24 h	2.4~5.4(磷钨酸还原法)
24 h 尿量	2100	mL	1000~2000

任务三　血气电解质检查报告单的解读

　　血气指血液中的气体,主要是氧气和二氧化碳。血气分析是对血液中的酸碱度、二氧化碳分压和氧分压等相关指标进行测定,用于判断机体是否存在酸碱平衡失调以及是否缺氧和缺氧程度等,是呼吸衰竭和酸碱平衡失调诊断和治疗的重要指标,对指导心肺疾病和代谢疾病的治疗有重要意义。

　　电解质检查是急诊常用的一种检查手段,主要检查血钠、血钾、血钙、血氯,以了解患者的血液中是否有电解质紊乱及酸碱平衡失调。患者出现抽搐、昏迷、中毒,通常都应检查电解质。

一、酸碱度

(一) 正常值

酸碱度是体液酸碱性的指标。

参考范围:7.35~7.45。

(二) 临床意义

pH＜7.35 提示酸中毒,pH＞7.45 提示碱中毒。但 pH 正常并不能完全排除无酸碱平衡失调,代偿性酸中毒或碱中毒时 pH 均在 7.35～7.45 的正常范围之间。

二、动脉血氧分压

动脉血氧分压指溶解在动脉血液中的氧气所产生的压力。

（一）正常值

参考范围：12.6～13.3 kPa（95～100 mmHg）。

（二）临床意义

动脉血氧分压降低表示肺通气量不足，缺氧。但注意老年人动脉血氧分压正常值会随年龄的增加而降低，预计值＝13.3kPa－年龄×0.04。

三、动脉血氧饱和度

动脉血氧饱和度是指血液中的血红蛋白在一定氧分压下与氧结合程度的百分比。

（一）正常值

参考范围：95％～98％。

（二）临床意义

动脉血氧饱和度降低见于肺通气或换气障碍性疾病，如肺炎、肺气肿、呼吸道阻塞、呼吸肌麻痹等。

四、动脉血二氧化碳分压

动脉血二氧化碳分压指溶解在动脉血中的二氧化碳所产生的压力。

（一）正常值

参考范围：4.7～6.0 kPa（35～45 mmHg）。

（二）临床意义

动脉血二氧化碳分压增高可能为呼吸性酸中毒或代谢性碱中毒，降低可能为呼吸性碱中毒或代谢性酸中毒。

五、标准碳酸氢盐

标准碳酸氢盐（SB）是指在 37 ℃，血红蛋白完全饱和，二氧化碳分压为 40 mmHg 的条件下测得的血浆 HCO_3^- 浓度。

（一）正常值

参考范围：22～27 mmol/L。

（二）临床意义

SB 是准确反映代谢性酸碱平衡的指标。SB 一般不受呼吸的影响。

六、实际碳酸氢盐

实际碳酸氢盐（AB）是指在实际动脉血二氧化碳分压和血氧饱和度条件下所测得的血浆 HCO_3^- 的浓度。

（一）正常值

参考范围：22～27 mmol/L。

（二）临床意义

（1）AB 同样反映酸碱平衡中的代谢性因素，与 SB 的不同之处在于 AB 尚在一定程度上受呼吸因素的影响。

（2）AB 增高可见于代谢性碱中毒，降低见于代谢性酸中毒。

（3）AB 与 SB 的差反映呼吸因素对血浆 HCO_3^- 浓度影响的程度。呼吸性酸中毒时，AB＞SB；呼吸性碱中毒时，AB＜SB；相反，代谢性酸中毒时，AB＝SB＜正常值；代谢性碱中毒时，AB＝SB＞正常值。

七、血钠

钠是最多的细胞外阳离子，是细胞外液渗透压的最主要的决定因素。

（一）正常值

参考范围：135～145 mmol/L。

（二）临床意义

钠升高（高钠血症）见于水摄入不足、脱水、盐获得过多、静脉注射高渗液体等。

钠降低（低钠血症）见于食欲减退或饮食缺乏、腹泻、呕吐、肾病、糖尿病、肾上腺皮质功能减退、膀胱破裂、腹腔积液、水肿、使用低渗性液体等。

八、血钾

钾是主要的细胞内阳离子。

（一）正常值

参考范围：3.5～5.5 mmol/L。

（二）临床意义

钾升高（高钾血症）见于少尿、贫血、肾上腺皮质功能减退、肾炎、肾衰竭、酸中毒、使用含钾的静脉注射液体或药物等。

钾降低（低钾血症）见于呕吐、腹泻、肾上腺皮质功能亢进、钾离子摄取不足、吸收不良、严重烧伤。

九、血钙

钙是人体含量最多的金属宏量元素。人体内99％以上的钙以磷酸钙或碳酸钙的形式存在于骨骼中，血液中钙含量甚少，仅占人体钙含量的1％。血液中的钙以蛋白结合钙、复合钙（与阴离子结合的钙）和游离钙（离子钙）的形式存在。

（一）正常值

参考范围：
（1）总钙：2.25～2.58 mmol/L。
（2）离子钙：1.10～1.34 mmol/L。

（二）临床意义

钙增高（高钙血症）提示甲状旁腺亢进（如增生或腺瘤）、多发性骨髓瘤、急性骨萎缩、肢体麻痹、真性红细胞增多症、充血性心力衰竭、阿狄森病、结节病、肺气肿、肺炎、肾炎、尿毒症的并发症及过量使用维生素D等。

钙降低（低钙血症）提示甲状旁腺功能减退、骨软化症、钙和维生素D吸收不良、肾脏病并发高血压或尿毒症、妊娠晚期等。

十、血氯

氯是细胞外液的主要阴离子。

（一）正常值

参考范围：95～105 mmol/L。

（二）临床意义

氯升高（高氯血症）见于急性或慢性肾衰竭少尿期、尿道或输尿管梗死、严重呕吐或腹泻失水使血液浓缩、肾上腺皮质功能亢进、静脉补充大量氯化钠等。

氯降低（低氯血症）见于严重呕吐或腹泻致使氯丢失过多；慢性肾衰竭、糖尿病以及应用噻嗪类利尿剂,使氯由尿液排出增多;慢性肾上腺皮质功能不全,由于醛固酮分泌不足,氯随钠丢失增加;呼吸性酸中毒,血 HCO_3^- 浓度增高,使氯的重吸收减少。

任务四 肝功能检查报告单的解读

肝是人体内最大的腺体,具有十分重要和复杂的生理功能。

肝细胞产生胆汁,参与蛋白质、脂肪、糖类和维生素等物质的合成、转化与分解。肝还有解毒、防御等功能,进入人体的药物或毒物等,都会在肝内发生氧化、还原、水解等化学反应,不同程度地被代谢。由此可见,肝难以避免地会遭受有毒物质或病毒、毒素和寄生虫的感染或损害,造成功能损伤。

肝功能检查就是通过血液化验的方式,检查肝功能代谢等有关的各项指标,用来诊断患者是否患有肝脏类疾病,是否有肝功能损伤。肝功能的检查项目、种类较多,一般会达到几十种,但每一个检查项目往往只能反映出肝脏的某一个功能或者是某一方面的功能。

一、丙氨酸氨基转移酶

（一）正常值

丙氨酸氨基转移酶是一组参与人体蛋白质新陈代谢的酶,旧称谷丙转氨酶,具有加快体内蛋白质、氨基酸在体内转化的作用,主要存在于肝、肾、心肌、骨骼肌、胰腺、脾、肺、红细胞等组织细胞中,同时也存在于正常体液如血浆、胆汁、脑脊液、唾液中。当富含丙氨酸氨基转移酶的组织细胞受损时,细胞释放的丙氨酸氨基转移酶增多,进入血液后导致丙氨酸氨基转移酶活性增高,其增高的程度与肝细胞被破坏的程度成正比。

参考范围:0～40 U/L。

（二）临床意义

丙氨酸氨基转移酶升高见于急性中毒性肝炎、慢性肝炎、肝癌、肝硬化、胆管炎、胆囊炎、风湿性关节炎、高脂血症等。

二、天冬氨酸氨基转移酶

（一）正常值

天冬氨酸氨基转移酶同样是体内重要的氨基转移酶之一,旧称谷草转氨酶,存在于人体各种组织中,以心肌含量最丰富,其次是肝脏。当富含天冬氨酸氨基转移酶的组织细胞受损时,天冬氨酸氨基转移酶从细胞释放增加,进入血液后导致天冬氨酸氨基转移酶活性上升。

参考范围:0～40 U/L。

（二）临床意义

天冬氨酸氨基转移酶升高常见于心肌梗死、心肌炎、急性中毒性肝炎、慢性肝炎、肝癌、肝硬化、脂肪肝、胆管炎、胆囊炎等。

三、γ-谷氨酰转移酶

（一）正常值

γ-谷氨酰转移酶,又称 γ-谷氨酰转肽酶,是将肽或其他化合物的 γ-谷氨酰基转移至某些 γ-谷氨酰受体上的酶,主要存在于血清及除肌肉外的所有组织中,肾内最多,其次为胰和肝。正常人血清 γ-谷氨酰转移酶主要来自肝,在肝内广泛分布于肝细胞的毛细胆管一侧和整个胆管系统,因此当肝内胆汁合成亢进或胆汁排出受阻时,血清中 γ-谷氨酰转移酶升高。

参考范围:

(1)男性≤50 U/L。

（2）女性≤30 U/L。

（二）临床意义

胆道阻塞性疾病、原发性胆汁性肝硬化、硬化性胆管炎等所致的慢性胆汁淤积、肝癌史患者，由于肝内阻塞，诱使肝细胞产生大量 γ-谷氨酰转移酶，同时癌细胞也合成 γ-谷氨酰转移酶，均可使 γ-谷氨酰转移酶明显升高；急、慢性病毒性肝炎，肝硬化，急性肝炎时 γ-谷氨酰转移酶呈中等程度升高；慢性肝炎、肝硬化的非活动期，γ-谷氨酰转移酶活性正常，若 γ-谷氨酰转移酶持续升高，提示病变活动或者病情恶化。

四、碱性磷酸酶

（一）正常值

碱性磷酸酶为一组单酯酶，广泛存在于人体组织和体液中。血液的检测是针对来源于肝、骨骼、胎盘和小肠而生成的碱性磷酸酶，但是这类物质也可经肝由胆汁排泄到小肠腔内。因此，进行血液碱性磷酸酶含量的检测，有助于了解胆汁从肝脏至十二指肠的流出途径是否正常、肝和胎盘功能是否正常以及骨骼肌新生状态的好坏。

参考范围：40～150 U/L。

（二）临床意义

碱性磷酸酶增高可见于肝胆疾病，如阻塞性黄疸、急性或慢性黄疸型肝炎、胆道梗阻、结石、胰腺头癌、肝癌等；骨骼疾病，如成骨不全、骨软化症、佝偻病、纤维性骨炎、骨折恢复期等。

五、总蛋白、白蛋白和球蛋白

（一）正常值

血清总蛋白、γ-球蛋白、β-球蛋白均由肝细胞合成，总蛋白为白蛋白和球蛋白之和。血浆蛋白具有维持正常的血浆胶体渗透压、运输、机体免疫、凝血和抗凝血及营养等生理功能。当肝受损时，血浆蛋白减少，在炎症性肝细胞破坏和抗原性改变时，可刺激免疫系统致 γ-球蛋白比例增高，此刻总蛋白量变化不大，但白蛋白和球蛋白比值会变小，甚至发生倒置。为了反映肝功能的实际情况，在做血清总蛋白测定的同时，尚需要测定白蛋白和球蛋白的比值。

参考范围：
（1）血清总蛋白：60～80 g/L。
（2）白蛋白：40～55 g/L。
（3）球蛋白：20～30 g/L。
（4）白蛋白和球蛋比值：(1.5～2.5)∶1。

（二）临床意义

1. 总蛋白

（1）总蛋白浓度增高见于血清蛋白合成增加，如多发性骨髓瘤、巨球蛋白血症等；血浆中水分减少所致的总蛋白浓度增高，如呕吐、腹泻、高热、休克等。

（2）总蛋白浓度降低见于各种原因引起的血清蛋白丢失和摄入不足，如营养不良、消化吸收不良；血浆中水分增加所致的总蛋白浓度减少，如水钠潴留或静脉应用过多的低渗溶液；患有消耗性疾病，如结核、肿瘤、急性大出血、严重烧伤、甲状腺功能亢进、慢性肾脏病变、肾病综合征、胸腹腔积液、肝功能障碍、蛋白质合成障碍等。

2. 白蛋白

（1）白蛋白浓度降低见于营养不良，如蛋白质摄入不足或消化吸收不良；慢性消耗性疾病导致消耗增加，如结核、恶性肿瘤、甲状腺功能亢进；蛋白质丢失过多，如急性大出血、严重烧伤；白蛋白合成障碍，主要是肝细胞损害，如亚急性重症肝炎、慢性中度以上持续性肝炎、肝硬化、肝癌等。

（2）白蛋白浓度增高见于严重失水所致的血浆浓缩。

3. 球蛋白

（1）球蛋白浓度增高见于炎症或慢性感染性疾病，如结核、疟疾、黑热病、麻风病、血吸虫病、肝炎、亚急性心内膜炎；自身免疫性疾病，如系统性红斑狼疮、风湿热、类风湿性关节炎等；多发性骨髓瘤和淋巴瘤、原发性巨球蛋白血症。

（2）球蛋白浓度降低见于免疫功能抑制，如长期应用肾上腺皮质激素或免疫抑制剂；生理性浓度降低见于 3 岁以下的婴幼儿。

4. 白蛋白和球蛋比值倒置　白蛋白浓度降低或球蛋白浓度增高均可引起二者比值倒置，见于严重肝功能损伤及 M 蛋白血症，如慢性中度以上持续性肝炎、肝硬化、原发性肝癌、多发性骨髓瘤、原发性巨球蛋白血症等。

任务五　糖尿病检查报告单的解读

糖尿病是一组由多种因素引起的以慢性高血糖为特征的疾病，由胰岛素分泌或利用缺陷所引起，是目前常见的代谢性疾病之一。长期碳水化合物、脂肪、蛋白质代谢紊乱，可引起多系统损害，导致眼、肾、神经、心脏、血管等组织器官出现慢性进行性病变、功能减退及衰竭。病情严重或应激时，可发生急性严重代谢紊乱，如糖尿病酮症酸中毒、高渗高血糖综合征。

"三多一少"是糖尿病的典型症状，即多尿、多饮、多食、体重下降，传统中医称之为"消渴证"，常伴有软弱、乏力，许多患者有皮肤瘙痒的伴发症状。多数患者起病隐匿，症状相对较轻，半数以上无任何症状，不少患者因慢性并发症或仅于健康检查时发现。

实验室检查对糖尿病的诊断有重要意义。

一、血糖

（一）正常值

血糖检测是目前诊断糖尿病的主要依据，也是判断糖尿病病情和控制程度的主要指标。

参考范围：3.89～6.10 mmol/L（空腹）。

（二）临床意义

有糖尿病典型症状，再满足以下标准中一项，可诊断为糖尿病。

任意时间血糖≥11.1 mmol/L 或空腹（禁食时间大于 8 h）血糖≥7.0 mmol/L 或 75 g 葡萄糖负荷后 2 h 血糖≥11.1 mmol/L。

二、葡萄糖耐量试验

（一）正常值

葡萄糖耐量试验是检测葡萄糖代谢功能的试验，主要用于诊断症状不明显或血糖升高不明显的可疑糖尿病。口服葡萄糖 75 g，于空腹及服后 0.5 h、1 h、1.5 h、2 h、3 h 分别取血检测。

参考范围：

3.89～6.10 mmol/L（空腹）；口服葡萄糖后 0.5～1 h，血糖达高峰（一般为 7.8～9.0 mmol/L），峰值＜11.1 mmol/L；2 h 血糖＜7.8 mmol/L；3 h 血糖恢复至空腹水平。尿糖均为阴性。

（二）临床意义

糖尿病患者常空腹血糖大于 7.8 mmol/L，2 h 血糖大于 11.1 mmol/L，并出现尿糖。

三、糖化血红蛋白

（一）正常值

糖化血红蛋白即指血红蛋白的 β 链氨基酸末端与糖的结合物，正常时将占总血红蛋白含量的 5%

～6%。因此,该项检测主要用于评估糖尿病患者的控制情况,当糖化血红蛋白高出正常的 2 倍则表明糖尿病的治疗不佳。

（二） 临床意义

检测糖化血红蛋白可作为糖尿病长期控制的良好观察指标。糖化血红蛋白增高提示近 2～3 个月的糖尿病控制不良,数值越高,血糖水平越高,病情越严重。糖化血红蛋白每升高 1%,血糖值增高 0.5～1.0 mmol/L。

案 例 分 析

患者,女,37 岁,单位组织体检,血糖化验结果见表 4-4。

该患者化验单显示:空腹血糖明显超过正常值,提示有糖尿病的可能,建议患者饮食应主食定量、粗细搭配,增加全谷物及杂豆类摄入量,减少淀粉摄入量,勿食用食糖。定期使用家用快速血糖仪监测血糖水平,若饮食控制不能有效维持正常血糖水平,需使用磺酰脲类、双胍类等降糖药治疗(使用前需咨询医师)。

表 4-4　患者血糖化验单

项目名称	结果	单位	参考区间
空腹血糖	7.2	mmol/L	3.89～6.10

任务六　血脂检查报告单的解读

血浆中所含脂类统称为血脂,包括胆固醇、甘油三酯、磷脂和游离脂肪酸。血浆脂类含量虽只占全身脂类总量的极小一部分,但外源性和内源性脂类物质都需经血液运转于各组织之间,因此,血脂含量可以反映体内脂类代谢的情况。

所有的血脂都能和蛋白质结合形成脂蛋白,根据密度可分为乳糜微粒、极低密度脂蛋白、低密度脂蛋白和高密度脂蛋白。

血脂检查项目一般包括甘油三酯、总胆固醇、高密度脂蛋白及低密度脂蛋白等。

一、甘油三酯

（一） 正常值

甘油三酯的主要功能是给生物细胞提供能量,可储存在皮下为脂肪,也可储存在乳糜微粒和极低密度脂蛋白中,长期过多摄入将会导致血液黏稠度增加,造成动脉粥样硬化和心脑血管疾病等。

参考范围:0.56～1.70 mmol/L。

（二） 临床意义

1. 甘油三酯增高　甘油三酯增高见于冠心病及原发性高脂血症、动脉粥样硬化、肥胖症、糖尿病、痛风、甲状旁腺功能减退、肾病综合征、高脂饮食和阻塞性黄疸等。

2. 甘油三酯降低　甘油三酯降低见于严重的肝脏疾病、消化吸收不良、甲状腺功能亢进及肾上腺皮质功能减退等。

二、总胆固醇

（一）正常值

胆固醇中 70％为胆固醇酯,30％为游离胆固醇,总称为总胆固醇。正常状态下,人体对于胆固醇的吸收、合成和代谢都处于相对平衡状态,并且维持着机体的正常生理功能。长时间的高胆固醇血症,有可能使多余的部分不断沉积在动脉血管壁内,使动脉壁表面粗糙、增厚、变硬或形成血栓,最终导致血管腔狭窄,降低和中断心脏和血管的血液供应,故容易发生冠心病和脑卒中。

参考范围:2.83～5.20 mmol/L。

（二）临床意义

1. 总胆固醇浓度升高 总胆固醇浓度升高多见于动脉粥样硬化所致的心脑血管疾病;各种高脂蛋白血症、阻塞性黄疸、甲状腺功能减退、类脂性肾病、肾病综合征、糖尿病;长期吸烟、饮酒、精神紧张和血液浓缩;应用某些药物,如环孢素、糖皮质激素、阿司匹林、口服避孕药等。

2. 总胆固醇浓度降低

总胆固醇浓度降低多见于甲状腺功能亢进;严重的肝脏疾病,如肝硬化和急性肝坏死;贫血、营养不良和恶性肿瘤;应用某些药物,如雌激素、甲状腺激素、钙拮抗剂等。

三、高密度脂蛋白

（一）正常值

高密度脂蛋白有利于外周组织清除胆固醇,从而防止动脉粥样硬化的发生,与冠心病的发病呈负相关,一般称为"好胆固醇"。

参考范围:0.78～2.25 mmol/L。

（二）临床意义

高密度脂蛋白浓度增高对防止动脉粥样硬化、预防冠心病的发生有重要作用。

高密度脂蛋白浓度降低常见于动脉粥样硬化、急性感染、糖尿病、肾病综合征以及应用雄激素、β受体阻滞剂和孕酮等药物。

四、低密度脂蛋白

（一）正常值

低密度脂蛋白会把携带的胆固醇堆积在动脉壁上,因此它同动脉粥样硬化以及冠心病的风险呈正相关,一般把它称为"坏胆固醇"。

参考范围:2.07～3.12 mmol/L。

（二）临床意义

1. 低密度脂蛋白浓度增高 低密度脂蛋白是动脉粥样硬化的危险因子,水平增高见于高脂血症、冠心病及动脉粥样硬化症;也见于遗传性高脂蛋白血症、甲状腺功能减退、肾病综合征、阻塞性黄疸、肥胖症以及应用雄激素、β受体阻滞剂和糖皮质激素等。

2. 低密度脂蛋白浓度降低

低密度脂蛋白浓度降低常见于营养不良、吸收不良、甲状腺功能亢进、肝硬化以及应用雌激素、胰岛素和红霉素等。

案 例 分 析

患者,男,50 岁,单位组织体检,血脂化验结果见表 4-5。

该患者化验单显示:总胆固醇、甘油三酯及低密度脂蛋白均高于正常值,说明该患者血脂异常,易诱发心脑血管疾病。建议患者平时注意多运动,少吃动物内脏和高脂肪食物,适当增加富含纤维素的蔬菜及水果的摄入,并推荐使用他汀类和贝特类药物进行治疗(使用前需咨询医师)。

表 4-5　患者血脂化验单

项目名称	结果	单位	参考区间
总胆固醇	5.60	mmol/L	2.83~5.20
甘油三酯	2.13	mmol/L	0.56~1.70
低密度脂蛋白	3.50	mmol/L	2.07~3.12
高密度脂蛋白	0.70	mmol/L	0.78~2.25

主要参考文献

［1］ 陈地龙,张庆.药学服务实务［M］.北京:中国医药科技出版社,2017.

［2］ 国家卫生计生委合理用药专家委员会,中国药师协会.冠心病合理用药指南(第2版)［J］.中国医学前沿杂志,2018,10(6):1-130.

［3］ 中华消化杂志编委会.消化性溃疡诊断与治疗规范(2016年,西安)［J］.中华消化杂志,2016,36(8):508-513.

［4］ 中华医学会血液学分会红细胞疾病(贫血)学组.铁缺乏症和缺铁性贫血诊治和预防多学科专家共识［J］.中华医学杂志,2018,98(28):2233-2237.

［5］ 熊存全,秦红兵,姚伟.临床药物治疗学［M］.北京:中国医药科技出版社,2020.

［6］ 郝伟,陆林.精神病学［M］.8版.北京:人民卫生出版社,2018.

［7］ 中国高血压防治指南修订委员会,高血压联盟(中国),中华医学会心血管病学分会等.中国高血压防治指南(2018年修订版)［J］.中国心血管杂志,2019,24(1):24-56.

［8］ 缪晓辉,冉陆,张文宏,等.成人急性感染性腹泻诊疗专家共识［J］.中华消化杂志,2013,33(12):793-802.

［9］ 中国医师协会呼吸医师分会,中国医师协会急诊医师分会.普通感冒规范诊治的专家共识(2012年版)［J］.中华内科杂志,2012,51(4):330-333.

［10］ 国家卫生健康委员会,国家中医药管理局.流行性感冒诊疗方案(2020年版)［J］.传染病信息,2020,33(5):385-390.

［11］ 中华医学会呼吸病学分会哮喘学组.支气管哮喘防治指南(2020年版)［J］.中华结核和呼吸杂志,2020,43(12):1023-1048.